社区儿科常见疾病

诊治指南

黄国英 黄陶承 王艺 主编

U0276701

复旦大學 出版社

前　言

儿童健康事关家庭幸福和民族未来。近年来，儿科医生紧缺、儿童"看病难"、儿科医疗服务资源配置不均等问题成为社会关注的焦点。如何完善儿科分级诊疗体系，为百姓提供高水平、均质化的儿科医疗保健服务，是关系民生的现实问题。

2014年以来，在各级政府和复旦大学的支持下，复旦大学附属儿科医院分三步走，先后牵头成立以10家复旦大学附属医院儿科组成的"复旦儿科医联体"、以闵行区13家社区卫生服务中心组成的"纵向协作网"和涵盖徐汇、闵行、松江、金山、青浦5个区86家成员单位的上海市"南部儿科医联体"，将"国家级"优质儿科资源辐射到综合医院儿科及下沉到社区卫生服务中心，引导儿童家长按需有序就医，探索建立具有示范引领意义的上海市区域性儿科分级诊疗模式。

长期以来，儿科人才培养重心放在儿科医生培养方面，而忽视了基层广大全科医生及家庭医生儿科诊治能力的培训。全科医生队伍是社区健康"守门人"，可担负儿童健康管理、儿科常见疾病诊治和慢性病随访等职能。据统计，上海全科医生数量已超过8000人，对于全科医生的儿科诊治能力培养将能够有效地提升基层儿科服务能力，夯实儿科医疗保健服务力量，有效地缓解儿科医生不足，促进儿科医疗保健服务均质化。

目前，针对全科医生儿科方面的培训教材和相关书籍屈指可数，为此，复旦儿科医联体除了与上海市南部5区卫生和计划生育委员会共同制订基层儿科发展计划，制定社区标准化"儿科诊室"外，还专门组织专家编写针对社区全科医生的儿科培训教材——《社区儿科常见疾病诊治指南》，为基层医生提供儿科常见疾病诊疗工具书。本书由复旦大学附属儿科医院38名专家参与编写，从基层医务人员实际需求出发，编写22种儿科常见疾病的诊治指南，突出实用价值，阐述了每种疾病的病因、发病机制、临床表现、实验室与影像学检查、诊断与鉴别诊断、治疗与处理、转诊指针、宣教及随访，帮助全科医生识别儿童常见疾病，为全科医生提供儿科诊治随访方案及转诊依据。本书对提高基层医生的儿科业务能力和诊治水平具有重要参考价值。

本书的出版得到了复旦大学医院管理处、闵行区卫生和计划生育委员会及复旦大学附属儿科医院参与编写的所有专家及教授的大力支持和帮助,在此表示衷心感谢。

由于编者水平有限,错误之处在所难免,敬请广大读者批评、指正。

复旦大学附属儿科医院　黄国英

2019 年 3 月

目　录

1

维生素 D 缺乏性佝偻病

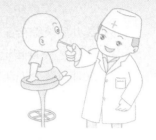

一、概述

维生素 D 缺乏性佝偻病系因体内维生素 D 不足引起的以钙、磷代谢紊乱和骨骼钙化障碍为主要临床特征的疾病。维生素 D 不足导致的佝偻病是一种慢性营养缺乏病，发病缓慢。随着病情的进展，不仅会影响儿童的生长发育，还会导致其机体的抵抗力低下，易并发肺炎、腹泻、贫血等疾病。多发生于 3 月龄至 2 岁的小儿。

二、病因

1. 维生素 D 来源减少　维生素 D 的来源有两种途径。

（1）内源性途径：由日光中波长 290～320 nm 的紫外线照射皮肤基底层内贮存的 7 - 脱氢胆骨化醇，后者转化为胆骨化醇即维生素 D_3。此途径是体内维生素 D 的主要来源。缺乏阳光照射是造成儿童维生素 D 缺乏的最主要高危因素。日光中的紫外线不能透过普通玻璃，如婴幼儿被长期过多留在室内活动，会导致其内源性维生素 D 生成不足；高大建筑物阻挡日光照射、大气污染（如烟雾、尘埃）会吸收部分紫外线；气候的影响，如冬季日照时间短，紫外线较弱，也可影响部分内源性维生素 D 的生成。

（2）外源性途径：即摄入食物中的维生素 D。乳类（包括人乳、牛乳、羊乳等）、禽蛋黄、肉类等食物中维生素 D 含量较少；鱼类中仅有部分海鱼的肝脏中维生素 D 含量较丰富；谷类、蔬菜、水果中几乎不含维生素 D。由于母乳中维生素 D 含量低，纯母乳喂养婴儿较配方奶粉喂养婴儿更容易出现维生素 D 缺乏。

2. 胎儿期储存不足　胎儿通过胎盘从母体获得维生素 D 并储存于体内，可满足出生后一段时间（约出生后 2 周内）机体的需要。母亲在妊娠期（特别是妊娠后期）维生素 D 营养不足、早产、低出生体重、双胎或多胎是造成胎儿维生素 D 储存不足，致使婴儿出生后早期维生素 D 缺乏或不足的重要因素。

3. 生长速度快，需求量大　如早产、双胎或多胎婴儿出生后生长速度快，对维生素 D 的需求量大，且体内储存的维生素 D 不足，容易发生佝偻病。

4. 疾病和药物的影响　胃肠道或肝胆疾病可影响维生素 D 的吸收,如囊性纤维化、婴儿肝炎综合征、慢性腹泻等;肝、肾严重损害可致维生素 D 羟化障碍;糖皮质激素有对抗维生素 D 转运钙的作用;长期服用抗惊厥药物,如苯妥英钠、苯巴比妥,可使维生素 D 加速分解为无活性的代谢产物。

三、发病机制

维生素 D 缺乏性佝偻病可以看作是机体为维持血钙水平而对骨骼造成的损害。长期严重维生素 D 缺乏可造成肠道吸收钙、磷减少和低钙血症,导致继发性甲状旁腺功能亢进。甲状旁腺激素(parathyroid hormone,PTH)分泌增加以动员骨钙释放,使得血清钙浓度维持在正常或接近正常水平,但同时肾小管重吸收磷受到抑制,继发机体严重钙、磷代谢失调,特别是严重的低磷血症。血液中钙磷乘积降低(<40),导致长骨干骺端和骨组织钙化不全,骨骼发生病变。维生素 D 缺乏还可影响神经、肌肉、造血、免疫等组织器官的功能,出现一系列佝偻病临床症状和血生化改变。

四、临床表现

维生素 D 不足、轻度维生素 D 缺乏及佝偻病早期,可无特异性临床表现,但也可以出现低钙抽搐、生长缓慢、昏睡、易激惹等症状。少数患儿可能表现为骨折风险增加、肌肉疼痛等。佝偻病是维生素 D 缺乏的极端情况,其发病高峰在 3～18 月龄。佝偻病临床表现包括一般非特异性症状、骨骼特征性改变和其他多系统改变。依病情程度,本病可分为初期、活动期、恢复期和后遗症期。

1. 初期(早期)　多见于婴儿(特别是 6 月龄以内)。多为神经系统兴奋性增高的表现,如易激惹、烦躁、多汗,尤其是在吃奶和哭闹时。此期常无骨骼病变。

2. 活动期(激期)　常见于 3 月龄至 2 岁小儿。有明显的夜惊、多汗、烦躁不安等症状。骨骼病变的部位往往与该年龄儿童骨骼生长速度较快的部位相一致。可见颅骨软化(多见于 6 月龄内婴儿)、方颅(多见于 7～8 月龄婴儿)、手(足)镯、肋串珠、肋软骨沟或赫氏沟(Harrison's groove)、鸡胸、膝内翻("O"形腿)或膝外翻("X"形腿)等体征。严重的佝偻病患儿一旦受外伤,极易发生病理性骨折,发生骨折前常未引起重视;另外,严重低血磷使肌肉糖代谢障碍,出现全身肌肉松弛、肌张力降低和肌力减弱。

3. 恢复期　以上任何期经日光照射或维生素 D 治疗后,临床症状和体征可逐渐减轻或消失。

4. 后遗症期　经治疗或自然恢复,症状消失,骨骼改变不再进展,留有不同程度的骨骼畸形。多见于 3 岁以后的儿童。

必须注意的是佝偻病的非特异性症状,如多汗、易激惹、睡眠不安、枕秃等,很难与生理现象鉴别,仅作为早期诊断的参考依据,不能作为诊断的主要依据。乳牙萌出延迟(12～13 月龄后)、前囟闭合延迟(24 月龄后)不是佝偻病的特征性体征。对于部分体征,如方颅、鸡胸，诊治医师的诊断有一定的主观性。

五、实验室与影像学检查

1. 血生化检查　①初期：血钙、血磷正常或稍低，碱性磷酸酶正常或稍高，血 25 -羟维生素 D_3 [25 -(OH)D_3]降低；②活动期：血钙稍低，血磷降低显著，碱性磷酸酶增高，血 25 -羟维生素 D_3 显著降低；③恢复期：血钙、血磷、碱性磷酸酶和血 25 -羟维生素 D_3 逐渐恢复正常；④后遗症期：血生化检查基本正常。

2. 长骨干骺端 X 线检查　①初期：可无异常或见临时钙化带模糊变薄，干骺端稍增宽；②活动期：可见临时钙化带模糊消失，干骺端增宽或呈杯口状，边缘不整呈云絮状、毛刷状，骨骺软骨盘（生长板）增宽（>2 mm）；③恢复期：临时钙化带重现、增宽、密度加厚，骨骺软骨盘<2 mm；④后遗症期：骨骼干骺端病变消失，出现不同程度的骨骼畸形表现。

六、诊断与鉴别诊断

维生素 D 缺乏高危因素包括：母孕期特别是孕晚期摄入含维生素 D 的食物少或无，日光照射时间少及有缺钙症状；冬春季出生儿在婴幼儿期未加服维生素 D 制剂、添加辅食少或不合理、日光照射时间少等。依据有无维生素 D 缺乏高危因素、临床表现、血生化及骨骼 X 线检查结果进行诊断。血生化及骨骼 X 线检查为诊断的"金标准"。对于血 25 -羟维生素 D_3 的理想水平目前尚有争议，建议儿童血 25 -羟维生素 D_3 水平达到 50～250 nmol/L（20～100 ng/ml）范围时认定为适宜的维生素 D 营养状况；介于 37.5～50 nmol/L（15～20 ng/ml）之间为维生素 D 不足；≤37.5 nmol/L（15 ng/ml）为维生素 D 缺乏；≤12.5 nmol/L（5 ng/ml）为维生素 D 严重缺乏。

需要注意的是，佝偻病不是一种单纯营养性疾病，而是一种综合征。佝偻病并非只有维生素 D 缺乏，维生素 D 缺乏也不能与佝偻病相等同。对临床诊断为维生素 D 缺乏性佝偻病、经用足量维生素 D 治疗后效果不佳者，应考虑其他疾病的可能，切忌盲目加大维生素 D 用量。这类疾病包括维生素 D 依赖性佝偻病、低血磷抗维生素 D 佝偻病、远端肾小管性酸中毒、肾性佝偻病；佝偻病的骨骼系统改变（如头大、头形异常、前囟大及迟闭、生长发育缓慢等）应与呆小病、软骨营养不良、黏多糖病和脑积水等鉴别。

七、治疗与处理

治疗目的在于提高血维生素 D_3 的水平，控制病情，防止骨骼畸形。

1. 一般处理　加强护理，合理饮食，坚持经常晒太阳。

2. 补充维生素 D　治疗原则以口服为主。维生素 D 剂型的选择、剂量大小、疗程长短、单次或多次应用、用药途径[口服或肌肉注射（简称肌注）]应根据患儿具体情况而定，强调个体化。活动期一般口服维生素 D 2 000～4 000 IU/d(50～100 μg/d),连服 1 个月后,改为400～800 IU/d(10～20 μg/d)。如有条件,应监测血清钙、磷、碱性磷酸酶和 25 - 羟维生素 D₃ 水平。因口服困难或腹泻等影响吸收时,可采用大剂量突击疗法,维生素 D 15 万～30 万 IU(3.75～7.5 mg)/次,肌注,3 个月后再以 400～800 IU/d 维持。注意,肌注给药方法不宜应用于新生儿和小婴儿。因其没有足够的脂肪储存维生素 D,而且其肌层薄、血管多,维生素 D 油剂注射于局部后,由于吸收差,可导致局部肌纤维损伤出血。治疗 1 个月后随访,如果症状、体征、实验室检查均无改善时应考虑其他疾病。注意鉴别诊断,必要时转诊上级医院处理。

3. 其他治疗

(1) 钙剂补充:维生素 D 缺乏性佝偻病在补充维生素 D 的同时,应给予适量钙剂,有助于改善症状,促进骨骼发育。同时调整膳食结构,增加膳食来源的钙摄入。

(2) 微量营养素补充:维生素 D 缺乏性佝偻病多伴有血清锌、铁降低,及时、适量补充微量元素,有利于骨骼生长。

(3) 矫形治疗:年龄＞3 岁的佝偻病骨畸形患儿多有后遗症,应考虑矫形治疗。对鸡胸者,宜采取俯卧位及俯撑或做引体向上运动,加强胸部扩展。治疗轻度"O"形或"X"形腿时可按摩相应肌群,如"O"形腿按摩外侧肌群,"X"形腿按摩内侧肌群,增强肌张力。严重的骨骼畸形可采取外科手术矫正畸形。活动性佝偻病患儿在治疗期间应限制其坐、立、走等,以免加重脊柱弯曲及"O"形或"X"形腿畸形。

八、转诊指征及原则

(1) 佝偻病患儿出现频繁抽搐、精神状态差、严重骨骼畸变时应转诊。

(2) 临床诊断维生素 D 缺乏性佝偻病,经用足量维生素 D 治疗后效果不佳(症状、体征、实验室检查均无明显改善),应及时转诊至上级医院进一步诊治。

九、宣教与随访管理

做好科学育儿和卫生保健知识宣传,开展系统保健管理,采取综合防治措施,维生素 D 缺乏及维生素 D 缺乏性佝偻病是完全可以预防和控制的。强调预防从围生期开始,以婴幼儿为重点对象并持续到青春期。

1. 胎儿期的预防

(1) 孕妇应经常到户外活动,多晒太阳。

(2) 饮食上应多进食含有丰富的维生素 D、钙、磷和蛋白质的食物。

(3) 防治妊娠并发症,对患有低钙血症或骨软化症的孕妇应积极治疗。

(4) 可于妊娠后 3 个月补充维生素 D 800～1 000 IU/d,同时服用钙剂。

2. 0～18 岁儿童的预防

(1) 户外活动:多晒太阳是预防维生素 D 缺乏及维生素 D 缺乏性佝偻病的简便而有

效的措施。户外活动应考虑不同季节、气候及地区的特点进行。接受阳光的皮肤面积应逐渐增加,如面部(避免阳光直晒眼睛)、手臂、腿、臀部等。晒太阳的时间逐渐增多,平均户外活动应在 1~2 h/d。6 月龄以内的小婴儿不要直接照射阳光以免损伤皮肤。

(2) 维生素 D 补充:早产儿、低出生体重儿、双胎儿在出生后 1 周开始补充维生素 D 800 IU/d,3 个月后改预防量;足月儿出生后 2 周开始补充维生素 D 400 IU/d,补充至 2~3 岁。一般可不加服钙剂,但乳类摄入不足和营养欠佳的婴幼儿可适当补充钙剂。

对于没有佝偻病表现,处于维生素 D 不足或轻度维生素 D 缺乏阶段的儿童,应注意密切随访。可先给予双倍剂量的维生素 D 补充剂,即 800 IU/d 口服,再根据个体随访情况(症状、体征、实验室检查),酌情加大维生素 D 口服剂量或恢复预防量。

(董 萍 徐 秀)

2

新 生 儿 黄 疸

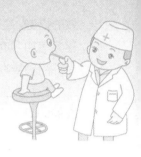

一、概述

黄疸,又称高胆红素血症,因胆红素在体内蓄积所致,是新生儿出生早期的常见问题之一,可以是正常发育过程中的表现,也可以是某些疾病的症状。血清总胆红素(total serum bilirubin, TSB)超过 $85.5\sim120\ \mu mol(5\sim7\ mg/dl)$,新生儿可表现出皮肤黄染。大部分新生儿黄疸不需要干预即可自行缓解。但有一小部分患儿因潜在疾病存在,黄疸会发展到需要干预处理的程度。严重者甚至可进展到胆红素脑病,造成远期后遗症,其中对早产儿风险更大。根据胆红素的类型和代谢过程,通常将高胆红素血症分为未结合胆红素升高和结合胆红素升高两种类型,新生儿黄疸以未结合胆红素升高为主。

二、发病机制

新生儿发生生理性黄疸主要与新生儿期胆红素代谢特点有关。

1. 胆红素生成相对较多   新生儿红细胞数量较多,红细胞寿命较短,每天产生的胆红素为成人的 2 倍多。其他来源的胆红素也较多,如来自于非血红蛋白的血红素(如肌红蛋白、肝内游离血红素)和尚未成熟就在造血器官中被破坏的红细胞。

2. 肝细胞对胆红素的摄取能力不足   胆红素与血液循环中的白蛋白联结后运送到肝脏,与肝细胞的可溶性配体蛋白(Y、Z 蛋白)结合,进入肝细胞。新生儿肝脏配体蛋白较少,肝细胞对胆红素的摄取能力不足。

3. 肝细胞对胆红素的代谢能力不足   未结合胆红素被运送到肝细胞的光面内质网,在尿苷二磷酸葡萄糖醛酸转移酶(uridine diphosphate glucuronosyl transferase, UGT)的作用下,与葡萄糖醛酸结合成结合胆红素。出生时 UGT 的活性不足成人的 10%,这是新生儿发生生理性黄疸的主要原因;出生后 UGT 活性迅速增加,至 $6\sim14$ 周达成人水平。

4. 胆红素排泄能力不足   成人的结合胆红素被肠道细菌还原成尿胆素原和尿胆素后排出体外,很少被肠壁吸收。而新生儿肠道菌群尚未建立,不利于将肠道内的结合胆红素还原成尿胆素原和尿胆素排出体外。

5. 肠肝循环特点 由于肠道菌群未建立,新生儿肠壁有较多的β葡萄糖醛酸苷酶,可将结合胆红素水解为未结合胆红素后又被肠道吸收入血液循环,加重胆红素代谢负荷。

三、病理生理

新生儿未结合胆红素升高为主的高胆红素血症,达到一定程度可成为病理性的,通常存在潜在疾病。其病理生理过程可归结为胆红素产生过量、肝脏胆红素代谢和分泌减少、肠道胆红素清除降低三大主要环节。

(1)胆红素产生过量:①免疫介导溶血性疾病,如母婴ABO、Rh血型不合溶血病;②红细胞代谢异常,包括红细胞酶缺陷[如葡萄糖-6磷酸脱氢酶缺陷(G-6-PD)]、红细胞膜异常(如球形红细胞增多症)、血红蛋白病(如地中海贫血);③获得性疾病,包括血管外出血(如头颅血肿)、新生儿红细胞增多症、感染、弥散性血管内凝血(DIC)、巨大血管瘤相关的微血管性溶血等。

(2)肝脏胆红素代谢和分泌减少:主要由于先天性葡萄糖醛酸转移酶相关的 *UGT1A1* 基因表达缺陷,使该酶活性表达明显降低。根据表现程度不同,归类为 Crigler-Najjar Ⅰ和Ⅱ型 (Arias)综合征及 Gilbert 综合征。此外,喂养不足会影响肝脏胆红素代谢;甲状腺功能减低等影响全身代谢的疾病也会对此有影响。

(3)肠道胆红素清除降低:①由于新生儿肠道动力不足或发生梗阻性疾病时肠肝循环增加,如先天性肠道闭锁、先天性幽门肥厚、巨结肠等肠道发育畸形;②由于饥饿、喂养延迟、胎粪排出延迟等功能性疾病所致。

新生儿结合胆红素升高为主的高胆红素血症都是病理性的,常见病因有新生儿肝炎综合征、胆道闭锁等胆道结构异常造成的胆汁排泄梗阻、先天性遗传代谢性疾病、肠外营养相关胆汁淤积症(parenteral nutrition associated cholestasis,PNAC)等。

四、临床表现

(1)新生儿皮肤黄染,轻者仅限于面颈部,重者可延及躯干、四肢和巩膜,甚至手、足掌心。生理性黄疸可以是足月新生儿出生后一段时间内仅有皮肤颜色发黄唯一表现,多在出生后2~3天出现,第4~6天达高峰,程度不重。TSB不超过时龄胆红素曲线的第95百分位(图2-1),结合胆红素不超过TSB的20%,多在出生后2周内消退。由于胆红素的进展与患儿日龄有关,目前已不再单纯沿用单个数值的胆红素水平来判定生理性黄疸。

(2)根据黄疸发病时间、严重程度、进展速度、消退时间、结合胆红素水平等具体情况,临床上将新生儿生理性和病理性高胆红素血症进行区分,以便于识别重症患儿。如黄疸在出生后24小时内出现,黄疸程度超过生理性黄疸范围,超过新生儿时龄胆红素曲

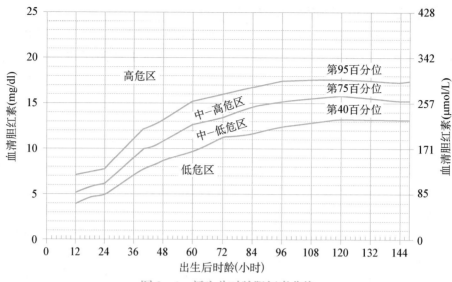

图 2-1 新生儿时龄胆红素曲线

线的第 95 百分位,每天 TSB 上升值>85 $\mu mol/L$ (5 mg/dl),黄疸消退时间延迟,结合胆红素增高等,有以上任意一项均应考虑到病理性高胆红素血症可能。病理性高胆红素症由于不同潜在病因可能还会伴发相关临床表现,如溶血性疾病可伴有贫血,表现为皮肤苍白,严重者出生时伴有胎儿水肿,肝、脾大;喂养不足患儿可伴有病理性体重下降;甲状腺功能减低患儿除有高胆红素血症外还可有反应淡漠、皮肤粗糙等。

(3)胆红素脑病患儿可有肌张力增高、颈后倾、角弓反张、抽搐等神经系统表现,早期可有反应差、嗜睡、吃奶减少、拒奶等表现。

五、实验室检查

(1)胆红素检测,可通过经皮测血清胆红素(TCB)和 TSB。一旦临床考虑病理性高胆红素血症,应抽血检测 TSB 及结合胆红素值作评估,并区分是未结合胆红素还是结合胆红素升高为主的高胆红素血症,同时完善肝功能、电解质及白蛋白水平等生化指标,指导后续干预;血常规检查可以协助诊断患儿是否伴有贫血(血红蛋白<140 g/L)、网织红细胞计数增高(>6%)等提示溶血情况,并帮助判断有无感染依据。

(2)根据黄疸病因不同做进一步检查,详见下文"鉴别诊断"。对临床疑是母婴血型不合溶血病患儿,应完善抗人球蛋白试验即 Coombs' 试验。

六、诊断与鉴别诊断

1. 诊断　各种实验室方法检测的胆红素值均可以帮助诊断新生儿的高胆红素血症。胆红素值未超过新生儿时龄胆红素曲线第 95 百分位,考虑生理性黄疸可能性大,可采取以下方案监测:中-高危区,光疗或日光浴后 4～24 小时内评估 TSB/TCB;中-低危区,<72 小时出院者,2 天内随访 TCB;低危区,<72 小时出院者,2 天内随访。然而,一旦胆红素水平超过新生儿时龄胆红素曲线第 95 百分位,达高危区(见图 2-1)需考虑病理性黄疸,应进一步检测 TSB 作为诊断依据,并通过 TSB 及结合胆红素的值,明确高胆红素血症类型。还需要对患儿进行胆红素监测随访,并寻找病因。

2. 鉴别诊断　新生儿高胆红素血症的鉴别诊断就是对高胆红素血症病因的鉴别诊断。

(1)新生儿母婴血型不合溶血病:常见为 ABO 和 Rh 血型不合。临床以黄疸发生早、程度重,多伴有贫血为特征,追问产妇血型多为 O 型或 Rh 阴性。如果临床怀疑该诊断,应完善血常规、网织红细胞计数以了解溶血情况,同时完善血型、Coombs' 试验(直接、游离、释放)。

(2)其他红细胞异常引起的溶血性疾病:发病时间不定,黄疸和贫血同时存在,因多为遗传性疾病,通过详细询问可能问及家族遗传病史。确诊往往需要通过红细胞酶(如 G-6-PD)测定、血涂片红细胞形态、血红蛋白电泳、红细胞脆性试验、红细胞相关基因检测等。有些在新生儿期诊断困难者需要长期随访。

(3)血管外出血:如头颅血肿、皮肤淤斑、内脏出血等,黄疸发生可早于、也可接近生理性黄疸发生时间,程度可轻可重,与出血量有关。临床查体可发现相应异常体征,可通过血常规、脏器 B 超和 CT 等检查明确。

(4)红细胞增多症:多见于小于胎龄儿或有脐带晚扎病史者,患儿外貌特征肤色偏红,易伴发低血糖、发绀、脏器缺氧等,通过血常规或静脉血血细胞比容检查可明确。

(5)感染:是引起新生儿高胆红素血症的原因之一,败血症、尿路感染等均可使黄疸加重。有文献报道,30% 的新生儿感染早期仅以高胆红素血症为表现。临床上对原因不明确的高胆红素血症患者不应忽略感染因素,应完善感染相关检查,如血、尿、粪三大常规,血、尿培养,以及有助感染诊断的 C 反应蛋白、降钙素原等检查。

(6)葡萄糖醛酸转移酶活性低下致胆红素结合异常:临床上多表现为反复的未结合胆红素升高,结合胆红素水平往往偏低。先天性该酶缺陷患儿的临床症状轻重不一,Crigler-Najjar 综合征 Ⅰ 型非常罕见,可表现为终身需要干预的黄疸;Crigler-Najjar 综合征 Ⅱ 型和 Gillbert 综合征症状相对较轻。目前诊断可通过 *UGT1A1* 基因检测。

(7)激素缺乏:如甲状腺功能减退,表现为黄疸迁延,同时可能伴有反应低、皮肤粗糙、便秘等表现,甲状腺功能检测可帮助明确诊断。一旦明确需要终身甲状腺素替代治疗,早期诊断对患儿的预后非常重要。临床有些为暂时性甲状腺功能减退,特别是早产儿,也可有黄疸迁延的表现。

(8)早期母乳喂养不足性黄疸:因出生早期母乳分泌不足,又未适当补充喂养所致,可有体重异常下降、脱水等表现。患儿可表现为生理性黄疸时间出现的黄疸,但程度较重,一般可根据临床病史、体重下降、脱水情况,以及电解质和血常规检查作出诊断。对诊断该病的黄疸患儿有必要除外感染。

(9)母乳喂养性黄疸:多表现为黄疸消退延迟,机制尚不明确,诊断没有确诊依据,需通过排除其他诊断来明确。临床上停止母乳喂养后黄疸显著消退有助于诊断,对轻症患儿不主张停止母乳喂养。

（10）肠肝循环增加：肠道某些病理因素，如梗阻、畸形使胎粪不能正常排出或肠道蠕动功能不足使胎粪排出延迟、肠肝循环增加等，可根据病史、腹部 X 线及消化道造影诊断消化道畸形等外科疾病。所有高胆红素血症患儿在病情允许的情况下都应保持排便通畅。

七、治疗与处理

1. 一般治疗　所有高胆红素血症患儿在病情允许情况下，应该尽早开始喂养，保持排便通畅，保证每日摄入量。

2. 光疗　如发生高胆红素血症，根据新生儿光疗标准积极给予光疗，同时进行各项检查，明确病因，评价病情，必要时做好换血疗法的准备工作。光疗可采用单面、双面、三面光疗。光疗期间适当增加入液量 $10\sim20$ ml/（kg·d）（普通蓝光荧光灯管）或 $5\sim10$ ml/（kg·d）（LED 灯管）。光疗下注意监测体温，观察皮疹情况。根据高胆红素血症程度 $4\sim12$ 小时后复查血清胆红素，以判断光疗是否有效及是否需要加强干预。

3. 药物治疗　①静脉输注丙种球蛋白：用于出生 3 天内且确诊为母婴血型不合溶血病的病理性高胆红素血症患儿。当黄疸程度达到接近换血时考虑使用，其作用是抑制溶血。一般 1 g/kg，用 1 次。Rh 溶血病可适当放宽应用指征。②白蛋白：对此尚有争议，白蛋白增加与胆红素的联结，延缓胆红素进入中枢神经系统的时间。③肝酶诱导剂苯巴比妥（鲁米那），对临床疑有葡萄糖醛酸转移酶活性低下患儿可行诊断性治疗，一般 5 mg/（kg·d）。④茵栀黄：已建立喂养的高胆红素血症患儿可使用，一般足月儿 1/2 支，每日 2 次，口服，注意有消化道不良反应者停用。⑤益生菌：促进排便，减少胆红素的肠肝循环，用法按新生儿常规剂量。

4. 换血疗法　如病情继续发展，需进行换血疗法，以迅速降低血清胆红素，防止发生胆红素脑病，并可减少血型抗体。换血指征：血清胆红素达到换血标准，或临床出现早期胆红素脑病表现。

5. 病因治疗　对有脱水、电解质紊乱患儿，应及时纠正脱水、电解质紊乱；对有感染患儿，应完善相关病原学检查后抗感染治疗，并根据病原体及药敏结果调整抗生素的应用；对甲状腺功能减退患儿，内分泌科会诊后行甲状腺素替代治疗。

八、转诊指征及原则

（1）对新生儿开放的社区中心应配备经皮胆红素仪。对于黄疸程度不重、未达临床干预标准即中-高危区以下患儿可行门诊随访，必要时口服退黄药物，2～3 天后复诊。

（2）门诊随访中黄疸病情加重，或就诊时黄疸达到中-高危区或高危区，或达光疗标准，或伴有贫血等其他症状的高胆红素血症患儿应及时转诊到有新生儿科的专科医院。

（3）超过 2 周未消退的高胆红素血症需要警惕高结合胆红素血症，应检测血清 TSB

和结合胆红素。即使血清 TSB 程度不重,但结合胆红素达到血清 TSB 20％以上的患儿应转诊到儿科专科医院。

（4）达到即刻换血标准或有胆红素脑病表现的高胆红素血症患儿应立即转诊到有新生儿重症监护室的专科医院。

九、宣教与随访

（1）所有新生儿均有发生黄疸的可能,应常规宣教,告知家属如何观察新生儿黄疸,对产妇 O 型血的新生儿更应强调早期观察。目前已有新生儿皮肤比色卡的应用,是当前较新颖的一种对产院出院后新生儿进行黄疸监测的较客观方法,其特异性和灵敏性已得到研究证实。

（2）刚出生的健康足月新生儿应尽早开始母乳喂养,尽量争取纯母乳喂养。应有专业医务人员评估新生儿喂养是否满足需求,必要时应由母乳喂养专业人员指导,以避免发生喂养不足而导致病理性体重下降、黄疸加重或引起新生儿高胆红素血症;排便有助于清除胆红素,适量排便也是衡量健康足月儿足量喂养需求的标准。

（3）对门诊随访尚未达到干预标准的新生儿黄疸,也应该根据患儿的日龄及胆红素的程度告知家属随访时间。日龄＜1 周的黄疸患儿,存在黄疸反复或加重的风险。在随访期间应告知家属如发现黄疸加重需及时就诊。

（4）高胆红素血症患儿出院后应在新生儿专科随访,确保黄疸消退,并且评估发生高胆红素血症后有无听觉系统、神经系统受损。

（5）有胆红素脑病患儿除在新生儿专科随访外,还应在康复科、五官科、神经科随访。

（王　瑾　陈　超）

3

食 物 过 敏

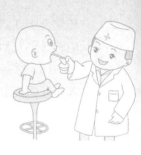

一、概述

食物过敏是指机体通过食入、皮肤接触或吸入某种食物蛋白而引起的特异性免疫炎症反应,是过敏性疾病按过敏原种类进行分类中的一类。儿童发病率为 8%。

二、病因与发病机制

可以引起人体过敏的食物很多,最常见的致敏食物有:牛奶、鸡蛋、花生、坚果、甲壳类和贝类、鱼、小麦和大豆。

根据免疫机制的不同,可将食物过敏发病机制分为 3 类:①IgE 介导(速发型);②非IgE 介导(迟发型);③混合 IgE/非 IgE 介导。

食物过敏多由 IgE 介导。IgE 介导的过敏反应(如荨麻疹、哮喘和过敏性休克)均急性起病。发病机制是机体产生针对食物过敏原的特异性 IgE,导致靶器官的肥大细胞、嗜碱性粒细胞脱颗粒,释放组胺等生物活性物质,引起过敏反应。

其他免疫机制介导的食物过敏反应称为非 IgE 介导的食物过敏反应,包括 T 细胞释放促炎症细胞因子引起的过敏反应,如食物蛋白引起的胃肠病,以及嗜酸性粒细胞介导的过敏反应,如嗜酸性粒细胞性胃肠病。

许多食物过敏往往同时存在多种免疫机制介导,如食物过敏引起的哮喘、特应性皮炎等。

三、病理生理

肥大细胞主要存在于皮肤、消化道和呼吸道黏膜及黏膜下组织以及肺泡,所以Ⅰ型变态反应病理改变的靶器官主要位于皮肤、黏膜、消化道和呼吸道、血管平滑肌。

IgE 和肥大细胞介导的速发型变态反应的病理变化包含两个过程:①过敏原暴露15～20 分钟以内出现的反应为即时相反应,以组胺引起的血管扩张、充血水肿为主要特征；②2～24 小时发生的反应为延迟相反应，以嗜酸性粒细胞、嗜碱性粒细胞、中性粒细胞和 Th2 细胞等炎症细胞的浸润及炎症因子作用为主要特征。肥大细胞释放的组胺可刺激内皮细胞合成血管平滑肌舒张剂，如环前列腺素、一氧化氮，引起皮肤和黏膜充血水肿。

四、临床表现

食物过敏的临床表现以皮肤、消化和呼吸系统多见。一般 IgE 介导的食物过敏主要累及皮肤和黏膜相关组织器官，非 IgE 介导的食物过敏则可累及其他组织器官。症状和体征因过敏原、发病机制和患者年龄的不同而异。婴儿最常见的是特应性皮炎，或者同时伴有胃肠道症状（如恶心、呕吐、腹泻）。不同的免疫机制可造成不同的临床表现（表 3-1）。

表 3-1 食物过敏的临床特征

分类	疾病名称	症状	诊断
IgE 介导	过敏症	速发，恶心、呕吐，腹痛，荨麻疹，咳嗽、喘息	病史＋皮肤点刺或 ImmunoCAP 检测；急救设备条件下行食物激发试验
IgE 介导	口过敏症（儿童与成人）可导致食物蛋白与花粉间的交叉反应	口唇和口咽部轻度瘙痒、血管性水肿，喉部不适，少数出现系统性症状	病史＋皮肤点刺试验，食物激发试验中新鲜植物蛋白呈阳性，熟食则为阴性
IgE 和细胞介导	过敏性嗜酸性粒细胞胃肠炎	瘦弱，体重减轻，腹痛，烦躁，饱腹感，呕吐，蛋白质丢失性肠病，水肿，腹水	病史＋皮肤点刺试验，小肠结肠镜检查及病理，食物回避并密切随访
IgE 和细胞介导	嗜酸性粒细胞食管炎	胃食管反流对胃肠动力药无反应，精神萎靡，吞咽困难，间歇性腹痛，烦躁	病史、内镜及病理检查，基于病史和实验结果的食物回避
细胞介导	过敏性结肠直肠炎，母乳性结肠炎（多见于婴儿）	出生后数月出现血便、黑便，无腹泻或瘦弱	食物回避 72 小时后便血消失（通常是牛奶或豆奶）。再次接触同样会出现类似症状，放免/皮肤点刺检查无助于诊断，一般 12～18 个月出现耐受
细胞介导	食物蛋白诱导小肠结肠炎	重症：餐后 2 小时呕吐，6～8 小时严重呕吐，腹泻可伴有便血、腹胀、瘦弱、脱水、低血压	食物回避 1～3 天后症状消失，ImmunoCAP/皮肤点刺试验无助于诊断，斑贴试验可协助诊断
细胞介导	食物蛋白肠病（婴儿）	腹泻，脂肪泻，腹胀，瘦弱或体重减轻，恶心，呕吐，口腔溃疡	内镜及病理检查，食物回避，症状至 2 岁才有好转
细胞介导	谷胶病（从婴儿至成人）	腹泻，脂肪泻，瘦弱，腹胀，体重减轻，恶心，呕吐，口腔溃疡	内镜及病理检查，回避麦麸后症状消失。麦麸抗体、TTG 抗体阳性；HLA-DQ2、DQ8 阳性

五、实验室检查

1. 非特异性试验　对诊断具有提示和参考价值。

（1）血清总 IgE 水平升高。

（2）外周血嗜酸性粒细胞比例和绝对计数增高。白细胞计数可正常。当嗜酸性粒细胞占 5%～15% 时,提示过敏反应;占 16%～40% 时,提示存在过敏反应或其他情况,如药物超敏反应、肿瘤、自身免疫性疾病、寄生虫感染。

（3）分泌物嗜酸性粒细胞检查。眼结膜或鼻黏膜的分泌物（鼻拭子检查）、痰液中存在嗜酸性粒细胞。

2. 特异性试验 主要指确定过敏原的种类。须注意的是,过敏原检测（皮肤试验、血清特异性 IgE）的阳性结果必须结合临床表现才能确定引起过敏的过敏原种类。

（1）皮肤试验:皮肤试验对诊断吸入物过敏,如过敏性鼻炎和结膜炎,有较高的阳性预测值;对食物过敏的阴性预测值高。有两种皮试方法:皮肤点刺或皮内试验。点刺试验可检测大多数过敏原。皮内试验更敏感,但是特异性不高,可用于评估点刺试验阴性或可疑阳性的患儿对过敏原的敏感性,婴儿不适用。

（2）血清过敏原特异性 IgE(sIgE)测定:血清过敏原 sIgE 的浓度高低有利于帮助判断过敏原种类与临床表现之间的关系。过敏原浓度较高时发生临床症状和体征的可能性增高。由于食物过敏可能为 T 细胞、嗜酸性粒细胞介导的免疫反应,因此,食物过敏原 sIgE 检测阴性也不能排除过敏的可能,尤其是胃肠道相关的食物过敏症。

（3）斑贴试验:用于存在迟发型过敏反应的患儿、皮肤试验及血清特异性 IgE 检测不能确定过敏原的患儿,但诊断价值还需进一步研究证实。

3. 回避试验 食物过敏者无论是否检测到相应的过敏原都可应用。主要是通过短期回避日常食用的可疑食物,观察临床症状和体征变化帮助明确过敏原的种类。一般每次严格回避一种食物 2 周,如果考虑是非 IgE 介导的过敏反应最少 4 周（包括复合成品食品中含有相关食物成分）,观察临床症状和体征的改善情况。如临床表现明显改善,提示过敏可能与此种食物有关;再添加此种食物,如临床表现加重,证实上述食物的过敏原性质（后者属于激发试验）。此程序可逐一筛选可疑食物。

4. 食物日记 怀疑有食物过敏或进行回避试验时应写食物日记。在一段特定的时间里详细地记录患儿每天所吃的食物,并详细记录患儿出现的症状和时间,从中发现一些隐藏的食物过敏原。

5. 双盲、安慰剂对照食物激发试验 此试验虽然是食物过敏诊断的"金标准",但存在严重过敏反应的风险且程序复杂、要求严格,一般只应用于少数条件完备的过敏诊断中心。

六、诊断与鉴别诊断

1. 诊断 食物过敏的诊断首先需进行临床评估,根据病史和临床表现结合实验室检查明确诊断。IgE 介导的过敏反应比较容易观察到食物和症状之间的关系,临床怀疑某种食物过敏后可采用皮肤试验或血清过敏原特异性 IgE 测定来评估食物与症状间的相互关系。非 IgE 介导的食物过敏症状与饮食之间的时间关系比较难确定。食物过敏的诊断应尽可能明确:①受累的组织器官;②过敏的严重程度;③过敏原的种类;④过敏反应的免疫学机制。

2. 常见需要鉴别诊断的疾病

（1）皮肤表现

1）感染性皮疹：多为急性，伴有发热和相关感染征象，瘙痒程度较轻，感染控制后皮疹很快消退，一般不伴有嗜酸性粒细胞升高。

2）接触性皮炎：皮疹局限于接触部位，分布较局限，去除外界因素后症状消失。不接触就不再复发。皮肤斑贴试验可明确诊断。

3）新生儿痤疮：多于出生后2周左右出现，好发于额部、颊部和下颌，也可累及上胸部和头皮，表现为红色丘疹或丘脓疱疹，部分可见粉刺，疹型单一。大多数在1～3个月内自愈。

（2）消化道表现

1）感染：常为急性起病，也可因感染迁延而出现慢性消化道症状，许多急性和慢性消化道感染的表现容易与食物过敏的消化道症状类似。可通过临床表现及辅助检查和回避激发试验综合判断。

2）乳糖不耐受：在我国较多见，消化道症状易与牛奶蛋白过敏反应混淆。可测定大便乳糖或进食无乳糖配方进行鉴别。

3）胃食管反流：婴儿期胃食管反流较常见，食物过敏可以引起。应注意排除其他因素。

（3）呼吸道表现

1）反复呼吸道感染：婴幼儿期较易发生反复呼吸道感染，食物过敏如反复出现呼吸道症状，应与感染相鉴别。

2）感染所致气道高反应性：呼吸道感染，尤其是腺病毒和呼吸道合胞病毒感染后可能引起气道高反应性持续存在，婴幼儿喘息和咳嗽持续反复。食物过敏引起的呼吸道症状应与此鉴别。

（4）过敏反应：是机体免疫机制参与的一种炎症反应。某些免疫缺陷，尤其是T细胞缺陷或紊乱可引起特殊的过敏免疫应答。

1）Wiskot-Aldrich综合征（Wiskot-Aldrich syndrome，WAS）：是一种以血小板计数减少、湿疹、反复感染为主要症状的免疫缺陷疾病，以X连锁隐性遗传方式遗传。WAS患儿通常伴有严重的湿疹、血嗜酸性粒细胞和IgE明显增高。

2）常染色体显性遗传高IgE综合征：是*stat3*基因突变引起的免疫缺陷病，临床以反复皮疹、皮肤及呼吸道细菌和真菌感染、肺部实变，以及骨骼发育障碍为主要特征。血嗜酸性粒细胞及IgE异常增高。

3）常染色体隐性遗传高IgE综合征：是*DOCK8*基因缺失引起的免疫缺陷病，婴儿期以反复皮疹起病，常年反复发生皮肤病毒感染、软疣、疣和疱疹，血IgE、血嗜酸性粒细胞异常增高。

4）Omenn综合征：是一种常染色体隐性遗传的重症联合免疫缺陷病，由于*RAG1*或*RAG2*基因缺失，导致出生后早期严重感染，红皮病，肝、脾和淋巴结肿大，腹泻，生长发育迟缓，嗜酸性粒细胞和IgE升高。

5) IPEX 综合征：是一种罕见的 X 连锁隐性遗传性疾病。它的全名：X 性连锁多内分泌腺病、肠病伴免疫失调综合征（immune dys-regulation，poly-endocrinopathy，enteropathy，X-linked syndrome，IPEX），是一种由人类 *FOXP3* 基因突变导致的罕见的免疫系统遗传性疾病，为免疫调节失衡疾病大类中的自身免疫综合征。临床上多器官发生严重的自身免疫现象，包括肠病、皮炎、内分泌病和其他器官特异性疾病，如贫血、血小板计数减少、肾炎、肝炎等。

6) Netherton 综合征：是一种很罕见且严重的常染色体隐性遗传性疾病，临床特征为先天性鱼鳞癣状红皮症等皮肤毛发改变，血清高 IgE。转录 Kazal 型相关蛋白酶抑制蛋白（Kazal-type-related inhibitor，LEKTI）的 *SPINK5* 基因的突变，是造成 Netherton 综合征的原因。

7) 22q11.2 缺失综合征：是一种染色体微缺失导致的多器官畸形，以及以 T 细胞不同程度缺陷为主的免疫缺陷病。由于 T 细胞发育障碍，部分患儿可表现为严重的皮疹，以及高血清 IgE 水平。临床通常合并先天性心脏畸形、胸腺发育不良、反复感染、发育落后，以及咽腭发育不良和特殊面容。

七、治疗与处理

1. 饮食管理　食物过敏的治疗主要依赖于回避过敏食物。回避过敏食物的同时应注意膳食的营养均衡，尤其是对多种食物过敏的患儿应定期进行营养评价，避免因食物回避造成的营养不良和失衡。

2. 药物治疗及其他

（1）抗组胺药物：阻断组胺引起的一系列症状而达到治疗目的。

第 1 代 H_1 受体拮抗剂：常用苯海拉明、异丙嗪、氯苯那敏（扑尔敏）、赛庚啶、去氯羟嗪、酮替芬、多虑平等。可有效治疗急性症状，但有抗胆碱能样作用、嗜睡等不良反应。对儿童除偶尔应用氯苯那敏外，其他药物因不良反应等因素已少用或不用。

第 2 代 H_1 受体拮抗剂：常用特非那定、西替利嗪、阿司咪唑、氯雷他定、咪唑斯汀、地氯雷他定。可选择性地阻断外周 H_1 受体，不易透过血脑屏障，无中枢抑制作用，较少引起嗜睡；无抗胆碱能活性。部分药物会引起心脏毒性（特非那定、阿斯咪唑、咪唑斯汀）、嗜睡、运动及认知能力下降、酒精叠加作用（西替利嗪），以及与食物、药物相互作用（特非那定）。我国常用的为西替利嗪和氯雷他定。

（2）肥大细胞稳定剂：代表药物是色甘酸钠和奈多罗米，它们能阻断肥大细胞释放介质，主要用于其他药物（如抗组胺药物、局部用皮质激素）无效或不耐受时。主要是呼吸道和眼过敏症局部用药。

（3）白三烯受体拮抗剂：主要用于年龄＞1 岁且存在呼吸道过敏症的患儿。

（4）糖皮质激素：对严重特应性皮炎、严重喘息及全身过敏反应患儿可短期应用全身糖皮质激素。局部糖皮质激素多用于呼吸道过敏症的吸入治疗和皮肤过敏的治疗。

（5）特应性皮炎的治疗

1）局部皮肤保湿：<37℃温水沐浴，15 分钟以内使用保湿乳或霜，可以减少皮肤瘙痒，缓解皮肤干燥。

2）局部应用糖皮质激素：长期维持治疗宜选用弱效激素制剂，中强效激素适合短期使用。含卤素的激素制剂不宜用于面部、眼睑、生殖器、间擦部位以及小婴儿。超强效激素仅限短期（1～2 周）使用，且避免用于面部及皮肤皱褶处。

3）钙调磷酸酶抑制剂：常用的有他克莫司，可用于年龄＞2 岁儿童的顽固性湿疹，可有效减轻瘙痒症状，减少激素的使用。

（6）1∶1 000 肾上腺素的应用：IgE 介导的食物过敏引起休克和严重血管性水肿时，应第一时间给予肾上腺素肌肉或皮下注射，可减少严重过敏反应导致的死亡。儿童剂量：0.01 mg/kg，最大剂量 0.5 mg。

八、转诊指征及原则

（1）严重皮疹合并感染者。

（2）食物过敏影响生长发育或造成营养不良者。

（3）嗜酸性粒细胞＞0.8×10^9/L 或总 IgE＞1 000 KUA/L 者。

（4）合并血小板计数减少及感染者。

九、宣教与随访

（1）不宜在未明确过敏原的情况下，大范围进行食物回避。

（2）在医师指导下进行食物回避，并监测患儿体格生长及营养状况。

（3）教会家长如何识别食品配料表中的过敏原成分，如酪蛋白、乳清粉、乳粉等均为含牛奶食物。

（姚海丽　王晓川）

4

手 足 口 病

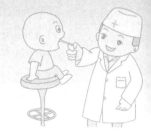

一、概述

手足口病(hand, foot and mouth disease)是由肠道病毒感染引起的儿童期急性传染病,以手、足部出疹和口腔黏膜疱疹或溃疡为特征性表现,主要发生于 5 岁以下儿童。多数患儿 1 周内自愈,少数患儿发展为重症,如不及早识别和救治可导致死亡。本病四季发病,我国流行高峰通常在每年 4～7 月份。患者和肠道病毒无症状感染者为传染源,主要经粪-口途径传播,也可经呼吸道(飞沫、咳嗽、打喷嚏等)传播,亦可因接触患者口鼻分泌物、皮肤或黏膜疱疹液及被污染的手及物品等造成传播。

二、病因

引发手足口病的肠道病毒有 20 多种,以肠道病毒 71 型(EV71)及柯萨奇病毒 A 组 16 型(CA16)最为常见,其中 EV71 是重症手足口病的主要病原体。近年来,CA6 和 CA10 在我国及多个其他国家和地区引起手足口病流行。不同类别的肠道病毒感染后不能提供交叉免疫保护,因此机体可重复感染。

三、发病机制与病理生理

肠道病毒经呼吸道或消化道进入机体后,在上呼吸道和远端小肠淋巴组织复制,形成第 1 次病毒血症,病毒播散至远端淋巴结、肝、脾和骨髓进一步复制。数天后病毒释放入血产生第 2 次病毒血症,病毒播散至目标组织器官如皮肤、中枢神经系统等,产生炎性反应。手足口病并发神经源性肺水肿或休克。目前认为可能与脑干炎症后自主神经功能失调或交感神经功能亢进有关。也有人认为 EV71 感染后免疫性损伤是发病机制之一。

四、临床表现

1. 潜伏期　一般为 2～10 天，多数为 3～5 天。

2. 普通病例　急性起病，发热，口腔黏膜出现散在疱疹溃疡，手、足和臀部出现斑丘疹、疱疹，可伴有咳嗽、流涕、食欲缺乏、口痛、流涎等症状，无中枢神经系统并发症。部分病例仅表现为皮疹而无发热。多在 1 周内痊愈，预后良好。

3. 重症病例　少数病例（尤其是年龄＜3 岁者）病情进展迅速，出现神经系统并发症，在发病 1～5 天出现脑膜炎、脑炎、脑脊髓膜炎；极少数病例出现脑干脑炎、肺水肿、肺出血、心肺衰竭及严重脑衰竭。此类病例为危重症病例，病死率较高，存活病例可遗留后遗症。

（1）重症病例表现：多发生在病程 1～5 天内，表现为精神差、嗜睡、易惊、头痛、呕吐、烦躁、肢体抖动、急性肢体无力、颈项强直等脑膜炎、脑炎、脊髓灰质炎样综合征、脊髓炎症状和体征。脑脊液检查为无菌性脑膜炎改变。脑、脊髓 CT 扫描可无阳性发现，MRI 扫描可见异常。此期病例属于手足口病重症病例，大多数可痊愈。

（2）危重症病例表现：多发生在病程 5 天内，0～3 岁以内儿童为主。患儿表现为心率、呼吸增快，出冷汗、皮肤花纹、四肢发凉，血压、血糖升高，外周血白细胞计数升高，心脏射血分数降低。及时发现上述表现并正确治疗，是降低病死率的关键。少数病例继续进展，出现呼吸急促、口唇发绀、咳粉红色泡沫痰或血性液体，甚至出现心动过缓，持续血压降低或休克；也有病例以严重脑功能衰竭为主要表现，肺水肿不明显，出现频繁抽搐、严重意识障碍及中枢性呼吸、循环衰竭等。这两类病例病死率较高，存活者可遗留后遗症。

4. 恢复期　体温逐渐恢复正常，神经系统受累症状和心肺功能逐渐恢复，部分危重症患儿可遗留神经系统后遗症状。

五、实验室检查

1. 一般实验室检查　①血常规：多数情况下外周血白细胞计数正常，以淋巴细胞为主。重症病例则外周血白细胞计数升高，甚至 C 反应蛋白也可增高。②脑脊液检查：中枢神经系统受累时，脑脊液常规生化检查结果与其他病毒性脑膜脑炎相似。③血生化：部分患儿会出现转氨酶和（或）心肌酶谱的升高。重症尤其是危重症患儿，血糖升高。

2. 病原学诊断　采集咽拭子、疱疹液、粪便标本，做肠道病毒分离或者病毒核酸检测并分型，可以明确病原及其血清型。目前，实验室普遍采用肠道病毒核酸检测来确诊手足口病的病原体。急性期与恢复期血清 CA16、EV71 等肠道病毒中和抗体有 4 倍以上的升高提示急性感染。

3. 其他检查 对于脑干脑炎和肺水肿患儿,脑、脊髓 MRI,胸部 X 线摄片会有相应表现。循环衰竭患儿超声心动图可显示左心室射血分数降低。

六、诊断与鉴别诊断

1. 诊断 对于手、足、口和臀部出现特征性斑丘疹、疱疹的患儿,临床可明确诊断。对于发病早期或皮疹不典型患儿,需结合流行病学资料以及病原学检测来确诊。对于重症病例患儿和暴发病例应尽早做病原学诊断。

2. 鉴别诊断 需要与单纯疱疹病毒引起的疱疹性龈口炎、水痘和虫咬性皮炎进行鉴别。对于皮疹不典型的重症病例,需要与其他病毒性脑膜脑炎进行鉴别。重症手足口病合并急性迟缓性瘫痪时需要与脊髓灰质炎鉴别。

七、治疗与处理

无特效抗病毒药物,主要为对症支持治疗。

1. 对症治疗 适当休息,饮食清淡,做好口腔和皮肤护理;退热对症治疗,如高热、食欲减退可予以补液支持。

2. 并发症治疗 ①控制颅内高压:应用甘露醇,必要时可加用呋塞米、白蛋白等加强降颅压。②静脉注射丙种球蛋白(intravenous immune globulin, IVIG):重症且高热不退、有危重症倾向的患儿可酌情应用 IVIG。③呼吸循环衰竭的治疗:出现肺水肿或肺出血病例需要积极行气管插管正压机械通气,根据心率、血压的变化适当选用米力农等血管活性药物。④保护重要脏器功能,维持内环境稳定。

八、转诊指征及原则

对于无并发症的普通病例,可居家隔离,观察体温、呼吸、脉搏等生命体征及精神反应、皮疹情况。一旦出现嗜睡、精神萎靡、烦躁、头痛、呕吐、易惊、肢体抖动或无力、惊厥、呼吸及心率异常等,考虑为重症,建议转上级医院住院隔离治疗。对于初诊的发热患儿有以下重症高危因素:年龄<3 岁、高热持续 3 天以内、血 EV71 - IgM 阳性、血白细胞计数明显升高或血糖升高等,建议转至上级医院就诊。

九、宣教与随访

隔离患儿至发病后 2 周(自患儿被发现起至症状消失后 1 周)。养成勤洗手的卫生习惯;看护人接触儿童前,替幼童更换尿布、处理粪便后均要洗手;幼托和学校机构晨检如发现疑似患儿,应及时隔离观察。发生暴发流行时,停课甚至班级关闭消毒以减少传播。在疾病流行季节,避免到人群集中场所。

目前,我国成功研制的 EV71 灭活疫苗,接种对象为 6 月龄至 5 周岁儿童。接种 2 剂,期间间隔 4 周,可有效预防 EV71 引起的手足口病及其导致的重症和死亡。

(朱燕凤 曾 玫)

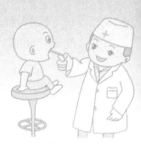

5

水　痘

一、概述

　　水痘（varicella，or chickenpox）是由水痘-带状疱疹病毒（varicella-zoster virus，VZV）感染所致的一种传染性强的出疹性疾病。临床以皮肤黏膜分批出现斑丘疹、水疱和结痂且各期皮疹同时存在为特点。人群普遍易感，大多数人在儿童期发生感染。冬、春季流行。

二、病因

　　VZV 属于疱疹病毒 α 亚科，也被称为疱疹病毒 3 型，为双链 DNA 病毒。原发感染引起水痘。VZV 原发感染后在背根神经节引起潜伏感染，一旦激活，导致带状疱疹。人类是 VZV 唯一的宿主。传染源为水痘和带状疱疹患者，通过呼吸道或者直接接触患者疱疹液传播，传染期为出疹前 1～2 天至疱疹干燥结痂为止。

三、发病机制与病理生理

　　VZV 在易感者呼吸道黏膜发生原发感染，随后病毒播散至局部淋巴结内的单核细胞，引起原发性病毒血症，再感染肝组织等网状内皮系统细胞，潜伏末期发生第 2 次病毒血症，导致皮肤感染。潜伏末期 VZV 被带回至呼吸道黏膜。原发感染后 VZV 在背根神经节细胞主要是神经元细胞建立潜伏感染。VZV 激活引起局部疱疹，常沿单根感觉神经的皮区分布。病毒在激活期存在于带状疱疹内，不会被释放至呼吸道。原发性 VZV 感染诱导中和抗体产生，具有免疫保护作用。

四、临床表现

　　潜伏期通常为 14～16 天，可短至 10 天，最长达 21 天。约半数儿童有前驱症状，在皮疹出现前 24～48 小时出现发热、不适、恶心、头痛,偶尔有腹痛。皮疹出现后 24～72 小时全身症状明显。皮疹先出现在头皮、面部或躯干,渐延至四肢。皮疹分批出现,向心性分布。皮疹初为红色斑疹,后依次转为丘疹、疱疹、痂疹,期间间隔数小时。皮疹早期患者常有明显痒感。疱疹壁薄易破,基底部有红晕,疱液初清后微浊,继发感染可呈脓性。无继发感染者皮疹凹陷结痂,脱落后不留瘢痕。口咽部、结膜或者阴道黏膜可见疱疹或小的溃疡。健康儿童新发疱疹在 1～7 天内相继出现,大部分在 3～6 天出现。重者皮疹密集,伴高热,可出现出血性、播散性水痘,主要见于免疫缺陷患儿。年龄越大,病情越重。

孕妇分娩前 1～2 周或分娩后 1 周内患水痘常引起新生儿水痘。若孕妇在分娩前 5 天外患病,其新生儿可从母体获得抗 VZV 抗体以减轻感染。多在出生后 4 天内发病,常不严重。若孕妇在分娩前 5 天内和分娩后 2 天内患病,其新生儿常在出生后 5～10 天发生严重致死性出血性水痘,常累及肺和肝脏,病死率高达 30%。

常见并发症有:①继发皮肤细菌感染,为最常见的并发症,病原多见于 A 组 β 溶血性链球菌和金黄色葡萄球菌,发生率 5%,可继发脓疱疹、蜂窝织炎、淋巴结炎和皮下脓肿。②肺炎,多见于免疫缺陷儿童和新生儿,常于出疹后 1～6 天发生,增加病死率。③脑炎,是第二常见的并发症,多发生于出疹后第 2～6 天,也可发生在出疹前或病愈后,临床表现与一般性病毒性脑炎相似。④其他少见的并发症,包括肝炎、心肌炎、血小板计数减少、肾炎等。免疫抑制患儿、新生儿、青少年、有皮肤和肺部慢性疾病患儿易发生并发症。

五、实验室检查

1. 一般实验室检查　①血常规:白细胞计数正常或降低,如升高则表明可能有继发细菌感染。②脑脊液:头痛、呕吐怀疑脑炎并发症者需行腰椎穿刺检测脑脊液。③影像学表现:水痘肺炎典型征象是双侧多个结节性致密影和含气过多。

2. 病原学检查　在起病 3～4 天内取疱疹液或者刮取水疱样疹基底部标本做细胞培养,其病毒分离阳性率高。实验室常采用快速诊断技术(包括 PCR 法)检测病毒核酸和免疫荧光抗体染色法检测病毒抗原,用于确诊病原。血清抗体 IgM 阳性提示近期或新近感染,抗体 IgG 阳性提示既往感染。

六、诊断及鉴别诊断

1. 诊断　根据水痘接触史和典型水痘皮疹特征,普通水痘不难做出临床诊断。实验室诊断通常对于免疫功能正常儿童是不必要的。

2. 鉴别诊断

(1) 全身单纯疱疹病毒(herpes simplex virus, HSV)感染:由 HSV1 型或者 HSV2 型感染所致,免疫抑制个体和湿疹患者可发生弥漫性 HSV 感染。湿疹小儿发生 HSV 感染后,在湿疹处发生急性疱疹样皮炎,称之为疱疹样湿疹或 Kaposi 水痘样疹。临床表现为在原先湿疹部位突然出现群集性水泡,随后变成脓疱,中央可出现脐凹,与水痘皮疹极为相似。主要依靠病原学诊断鉴别。

（2）丘疹性荨麻疹：皮疹为红色丘疹，大小、形态不一，伴有痒感。

（3）脓疱病：皮疹为化脓性疱疹，由细菌感染所致。

（4）手足口病：由肠道病毒感染所致，皮疹分布于手足心、臀部，伴口腔黏膜疱疹或溃疡。

七、治疗与处理

1. 一般治疗　对症支持治疗，保持皮肤清洁并及时修剪指甲，防止继发皮肤感染。不宜用水杨酸类药如阿司匹林退热，因可能引发 Reye 综合征。

2. 抗病毒治疗　首选阿昔洛韦，出疹后 24 小时内用药可减轻症状，为用药最佳时间，适用于中-重度水痘患儿和免疫抑制患儿。口服给药每次 20 mg/kg，每日 4 次，连用 5～7 天。也可选用伐昔洛韦口服，每次 5～6 mg/kg，每日 2 次，连用 5～7 天。对于重症水痘患儿、新生儿和免疫低下患儿推荐阿昔洛韦静脉给药，剂量每次 5～10 mg/kg，每 8 小时 1 次，静滴时间不少于 1 小时，连用 7～10 天。

3. 并发症治疗　对继发细菌性皮肤感染、血液感染、肺部感染者，给予合理抗感染药物治疗。对并发心肌炎和脑炎者，给予对症支持治疗。对并发出血性、播散性水痘者，同时可静脉给予丙种球蛋白支持，积极防治继发细菌感染。

八、转诊指征及原则

对于无并发症的病例，应居家隔离，观察体温、精神反应、皮疹等情况。一旦出现嗜睡、精神萎靡、头痛、呕吐、惊厥、胸闷、咳嗽加重、皮肤感染及皮下出血等，建议转上级医院就诊。

九、宣教与随访

对水痘患儿应采取呼吸道和接触隔离措施，对带状疱疹患儿采取接触隔离。隔离期为出疹至皮疹全部结痂后，免疫功能受损的患儿需延长至 1 周以上。对于暴露的易感住院患儿，接触水痘患儿后第 10～21 天内也需要避免空气和接触传播，接受医学检疫。如易感者接受过丙种球蛋白，则检疫隔离期延长至接触后 28 天。

1 岁以上未患过水痘的小儿可接种水痘减毒活疫苗进行主动免疫预防。接种 1 剂疫苗的儿童仍可能发生突破性 VZV 感染，因此，最佳接种策略为 2 剂疫苗，对于青少年和成人尤为必要。但免疫功能低下儿童应避免接种水痘减毒活疫苗。易感者接触水痘患儿后 3～5 天内接种疫苗或 4 天内注射 VZV 免疫球蛋白（VZIG）可预防水痘或减轻疾病。7 天疗程的阿昔洛韦[80 mg/(kg·d)，4 次/d]可以用于免疫抑制易感者的暴露后预防。

（朱燕凤　曾　玫）

6

腹　泻　病

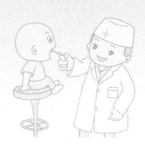

一、概述

腹泻病是指多病原体、多因素引起的肠道水分吸收减少和分泌增加,进而导致排便次数增多(>3 次/天)和(或)粪便的稠度降低(不消化稀便、水样便)为特点的消化道综合征。依病程长短可分为急性(<2 周)、迁延性(2 周~2 个月)、慢性(>2 个月)腹泻病。腹泻病是儿童,特别是婴幼儿时期的常见病之一,以夏秋季高发。临床上除腹泻、呕吐外,严重者可引起水、电解质和酸碱平衡紊乱。

二、发病机制

婴幼儿消化系统发育尚未成熟,胃酸和消化酶分泌少,酶活力偏低,不能适应食物种类和数量较大的变化。婴幼儿生长发育快,所需营养物质相对较多,且食物多以液体为主,摄入量较多,胃肠道负担重。婴幼儿胃酸偏低,胃排空较快,对进入胃内的细菌杀灭能力较弱。

1. 感染因素

(1)肠道内感染:①细菌感染,如霍乱弧菌、沙门菌、大肠埃希菌、空肠弯曲菌、痢疾志贺菌、小肠结肠炎耶尔森菌、金黄色葡萄球菌等;②病毒感染,如轮状病毒、诺沃克病毒、柯萨奇病毒、腺病毒、埃可病毒等;③真菌,主要是白色假丝酵母(念珠菌);④寄生虫,如蓝氏贾第鞭毛虫、滴虫、阿米巴原虫、蛔虫等。

(2)肠道外感染:患上呼吸道感染、中耳炎、肺炎、肾盂肾炎、皮肤感染、急性传染病时可伴腹泻,因为发热及病原体的毒素作用使消化功能发生紊乱。有时肠道外病原体可同时感染肠道。

2. 非感染因素

(1)饮食因素:喂养不当,如不定时、过量、食物成分不适宜、突然变换品种或断奶。

(2)对食物成分过敏或不耐受。

(3)气候因素:气候突然变化、腹部受凉使肠蠕动增加、天气过热导致消化液分泌减少。

（4）消化系统发育不成熟：胃酸和消化酶分泌较少（如乳糖酶缺乏），胃肠道分泌型IgA（sIgA）较少。

（5）滥用抗生素治疗引起肠道菌群紊乱。

液体与电解质在小肠中的转运可能受多种调节机制的控制，包括内分泌因素、肠道神经系统、肠道菌群、免疫改变及膳食因素等。胃肠道中的肽类、神经递质及细菌内毒素均可改变肠道上皮细胞中的环腺苷酸（cAMP），后者明显影响电解质的转运。除液体和电解质吸收分泌的变化外，肠管的运动改变也能影响粪便的量和软硬度。影响肠管运动的因素虽多，但主要受肠道自主神经系统调节。此外，各种胃肠道内分泌素和神经肽类可对多种刺激（包括膳食因素）做出反应而改变肠管运动。

三、病理生理

根据病理生理学的研究可将腹泻分为渗透性腹泻、分泌性腹泻、炎症性腹泻和肠运动功能异常性腹泻4种类型，各型之间可能有所重叠。有些腹泻的发病原因可能不限于一种机制起作用。

1. 渗透性腹泻（osmotic diarrhea）　是指对一种可吸收的溶质发生吸收障碍，使小肠远端和结肠的渗透压增高，导致液体由血浆向肠腔反流增加，使肠内容积增大、肠管扩张、肠蠕动加速而引起的腹泻。这种情况常见于碳水化合物吸收不良。在糖消化过程中，大分子糖最终被分解为小分子的单糖和双糖。单糖和双糖转运机制发生缺陷时，小分子糖不能被吸收而储存在肠腔，导致肠腔内渗透压明显升高。病因主要见于引起吸收不良综合征的疾病，其中一些疾病是由单一的糖吸收不良所导致的渗透性腹泻，主要是双糖酶缺乏，在我国以乳糖酶缺乏最为常见。另一些疾病除因糖吸收不良导致渗透性腹泻外，尚伴有脂肪和蛋白质吸收不良，此时脂肪吸收不良通过其他机制也参与腹泻的发病，临床表现为粪便含有大量脂肪（称脂肪泻），常伴有多种物质吸收障碍所致的营养不良综合征。渗透性腹泻有两大特点：①禁食后腹泻停止或显著减轻；②粪便渗透压差（stool osmtic gap）即粪便渗透压与粪便电解质摩尔浓度之差增大，可用下列公式计算：

$$(Na^+ \, mmol/L) + (K^+ \, mmol/L) \times 2 = 测得的粪便重量渗透浓度（osmolality）mOsm/kg$$

如食物中没有吸收不良的溶质，则测得的Na^+、K^+浓度之和乘以2应等于290。发生渗透性腹泻时如粪便中电解质浓度降低，提示从结肠排出的等渗粪液中有其他渗透性物质在起渗透作用。渗透性腹泻的另一个特点是粪便的pH降低。在小婴儿，肠道中吸收不良的碳水化合物被细菌发酵，代谢生成乳酸、甲酸等小分子有机酸，使粪便pH＜5.5。

2. 分泌性腹泻（secretory diarrhea）　是由于肠黏膜上皮细胞电解质转运机制障碍，导致胃肠道水和电解质分泌过多和（或）吸收受抑制而引起的腹泻。分泌性腹泻的肠内容物主要由单价离子组成,其渗透压与血浆相同。其 2 倍 Na$^+$、K$^+$ 浓度之和等于粪便的重量渗透浓度值。单纯的分泌性腹泻少见,多数腹泻常表现为分泌性、炎症性、渗透性腹泻与肠道运动紊乱等几种机制同时并存。引起分泌性腹泻的病因有肠毒素,血中某些促分泌物质如血管活性肠肽(vasoactive intestinal peptide,VIP)、降钙素、前列腺素、5-羟色胺等,胃和胰的高分泌,胆酸、脂肪酸、缓泻剂有刺激分泌的作用。

典型的单纯分泌性腹泻具有两大与渗透性腹泻相反的特点:①禁食后腹泻仍然持续存在;②粪便渗透压差一般<50 mmol/L,粪便中 Na$^+$>90 mmol/L,这是由于粪便主要来自肠道过度分泌,其电解质组成及渗透压与血浆相当接近。

3. 炎症性腹泻(inflammatory diarrhea)　又称渗出性腹泻,是肠黏膜的完整性因炎症、溃疡等病变受到破坏,造成大量渗出引起的腹泻。此时炎症渗出虽占重要地位,但因肠壁组织炎症及其他改变而导致肠分泌增加、吸收不良和运动加速等病理生理过程在腹泻发病中也起很大作用。炎症性腹泻的特点是粪便含有渗出液和血,结肠特别是左半结肠病变多有肉眼脓血便。小肠病变渗出物及血均匀地与粪便混在一起,除非有大量渗出或蠕动过快,一般无肉眼脓血,需显微镜检查发现。

4. 肠运动功能异常性腹泻(motility diarrhea)　是由于肠蠕动加快,以致肠腔内水和电解质与肠黏膜接触时间缩短,而影响水分吸收,导致腹泻。蠕动过快时,肠内容物和小肠黏膜不能充分接触,大量未充分消化的肠内容物进入结肠,引起腹泻。结肠运动异常引起的腹泻见于婴儿结肠易激综合征,临床表现为稀水便,但无明显吸收不良,生长发育可正常。其他如迷走神经切除后、胃切除术后、甲状腺功能亢进、胆汁吸收不良等也可见到该型腹泻。

四、临床表现

1. 轻型　患儿一般无全身症状,精神尚好,脱水常不明显,起病可缓可急,以胃肠道症状为主;食欲缺乏,偶有恶心或呕吐,大便次数增多及性状改变;多在数日内痊愈,常有饮食因素及肠道外感染引起。大便镜检可见少量白细胞。

2. 重型　常急性起病,也可由轻型逐渐加重转变而来,除有较重的胃肠道症状外,还有较明显的脱水、电解质紊乱和全身中毒症状(发热、烦躁、精神萎靡、嗜睡,甚至昏迷、休克)。多由肠道内感染引起。

(1)胃肠道症状:常有呕吐,严重者可呕吐咖啡色液体,食欲缺乏,腹泻频繁。大便每日十至数十次,多为黄色水样或蛋花样便,含有少量黏液,少数患儿也可有少量血便。病初起即可见轻度腹胀。若并发低血钾,则腹胀明显。

(2)中毒症状:多有不规则发热,有时高热,体温达 39~40℃;面色灰白,初时烦躁不安。病情进展时,精神萎靡或意识模糊,甚至昏迷、惊厥。

(3)脱水:由于呕吐、腹泻丢失液体和摄入量不足,使体液总量尤其是细胞外液量减少,导致不同程度脱水。由于腹泻患儿丧失的水分和电解质的比例不同,可造成等渗、低渗或高渗性脱水,以前两者多见。

(4) 代谢性酸中毒：一般与脱水程度平行，往往脱水越严重，酸中毒也越严重。轻者无明显表现，重者可有面色灰白、口唇樱红色、呼吸深快、精神萎靡、烦躁不安，甚至昏迷。实验室检查有血 pH 下降，标准重碳酸盐(SB)浓度下降，以及血 CO_2 结合力下降等。

(5) 低钾血症：多见于急性腹泻脱水部分纠正后，或慢性腹泻和营养不良伴腹泻的情况。临床表现为精神萎靡，肌张力降低、腱反射减弱、腹胀、肠鸣音减弱，心率加快、心音低钝；血清钾<3.5 mmol/L；心电图检查示 T 波增宽、低平、倒置，出现 U 波及心律失常。

(6) 低钙血症和低镁血症：活动性佝偻病患儿脱水酸中毒纠正后出现惊厥，应考虑低钙的可能。当用钙剂无效时，应考虑低镁的可能。血镁正常值为 0.74～0.99 mmol/L(1.8～2.4 mg/dl)，<0.58 mmol/L(1.4 mg/dl)可出现惊厥或手足搐搦。

五、实验室检查

1. 常规检查　包括大便常规＋隐血，大便轮状病毒、腺病毒等检测，大便培养，乳糖检测，血常规＋C 反应蛋白＋嗜酸性粒细胞计数，血生化＋电解质。考虑中重度脱水时查血气分析，必要时行心电图检查。

2. 其他检查　迁延性及慢性腹泻时，另需查血浆白蛋白、免疫球蛋白、红细胞沉降率、粪便寄生虫检测(包括阿米巴原虫、隐孢子虫和贾地鞭毛虫等)，腹部正侧位 X 线片、胃肠镜检查及其他如全消化道造影、钡剂灌肠、小肠 CT 或 MRI 检查等。

六、诊断与鉴别诊断

1. 诊断　腹泻仅是症状诊断，临床应根据喂养史，有无肠道内、外感染现象，大便肉眼所见等，必要时大便镜检及培养等，做出病因诊断。一般说，肠道内感染引起的腹泻症状多较重，发热较高，由于饮食不当或肠道外感染引起者，腹泻较轻。除确定病因外，还应根据体征和尿量多少判断有无脱水和电解质紊乱。

2. 鉴别诊断

(1) 生理性腹泻：外观较虚胖且伴有湿疹的婴儿，大便次数可较多，每天 3～7 次不等；大便稀薄呈黄绿色，不伴呕吐，食欲好，体重增加正常，此种现象到添加辅食后会自然消失。

(2) 小肠吸收不良综合征：是导致小肠消化吸收功能障碍的各种疾病的总称，可分为原发性和继发性两种。原发性的多由于小肠双糖酶缺乏引起，其中以乳糖酶缺乏症最为常见。乳糖不能分解，导致肠腔内高渗状态，肠腔内水分增加出现腹泻。继发性的则由于全身性疾病(如营养不良、中度贫血、免疫功能障碍、药物反应)、胃肠部分切除、寄生虫感染及食物过敏等导致继发性吸收不良出现腹泻。

(3) 细菌性痢疾：婴儿细菌性痢疾的临床表现可不典型，常无里急后重症状或黏液便。此时应注意接触史和大便镜检，一般细菌性痢疾大便镜检每高倍视野白细胞数>10

个,并见红细胞和巨噬细胞,有时要靠大便培养方能鉴别。

(4) 过敏性结肠炎:是一种摄入外源性蛋白引起的暂时性、预后良好的疾病,多见于纯母乳或合并混合喂养婴儿。表现为大便表面带有血丝,轻度腹泻(粪便含黏液/水样)或大便仍为软便。症状常无诱因突然出现,无全身其他器官系统受累。大便常规检查见红细胞增多,隐血阳性,偶见白细胞。

(5) 急性坏死性肠炎:中毒症状严重,有腹痛、腹胀、频繁呕吐、高热。开始时大便为稀水黏液状或蛋花汤样,大便隐血试验阳性,而后出现血便或呈"赤豆汤"样便,有腥臭味,重者常出现休克。腹部立、卧位 X 线片表现为小肠局限性充气扩张、肠间隙增宽、肠壁积气等。

七、治疗与处理

治疗原则:①继续进食,合理调配,维持营养;②迅速纠正水、电解质平衡紊乱;③控制肠道内、外感染;④对症治疗、加强护理、防治并发症;⑤避免滥用抗生素。

1. 饮食治疗

(1) 继续母乳喂养,鼓励进食。

(2) 人工喂养儿月龄<6 个月者,可继续喂养日常食用的奶或奶制品;月龄>6 个月者,给予平日习惯的日常饮食(如粥、面条、烂饭等),可给一些新鲜水果汁或水果以补充钾),避免不易消化食物。

(3) 腹泻严重或呕吐严重者,可暂禁食 4~6 小时,但不应禁水。禁食时间≤6 小时,应尽早恢复饮食。

2. 药物治疗

(1) 抗生素应用指征:腹泻患儿有黏液脓血便,伴有腹痛或里急后重症状,粪便镜检有较多白细胞和巨噬细胞,可根据临床特点先经验性选择抗生素,再根据大便细菌培养、药敏试验和治疗反应进行调整。

(2) 微生态制剂:有助于恢复肠道正常菌群的生态平衡,抑制病原菌定植和侵袭,如双歧杆菌、乳酸杆菌、酪酸梭菌、布拉酵母等。

(3) 肠黏膜保护剂:收敛、吸附、保护黏膜,维持肠细胞的吸收和分泌功能,与肠道黏液糖蛋白相互作用可增强其屏障功能,防止病原微生物攻击,常用的有蒙脱石。

(4) 抑制分泌药:脑啡肽抑制剂可通过加强内源性脑啡肽来抑制肠道水、电解质过度分泌,如消旋卡多曲。

(5) 补锌治疗:腹泻患儿补锌可缩短腹泻的持续时间和减轻严重程度,能潜在阻止部分腹泻病例的复发。对于急性腹泻患儿,建议月龄<6 个月者,元素锌 10 mg/d;月龄≥6 个月者,元素锌 20 mg/d,共 10~14 天。

(6) 中医中药治疗:采用辨证方药、针灸、穴位注射及推拿等方法。

3. 液体治疗

(1) 预防脱水:从患儿腹泻开始,就给予口服足够的液体以预防脱水。母乳喂养儿应继续母乳喂养,并且增加喂养的频次及延长单次喂养的时间;混合喂养的婴儿,应在母乳喂养基础上给予口服补液盐(ORS)或其他清洁饮用水;人工喂养儿选择 ORS 或食物基础的补液,如汤汁、米汤水和酸乳饮品或清洁饮用水。建议在每次稀便后补充一定量的液体:月龄<6 个月者,50 ml;6 月龄~2 岁者,100 ml;3~10 岁者,150 ml;年龄>10 岁患儿能喝多少给多少,直到腹泻停止。

(2) 轻中度脱水者:可给予 ORS,用量(ml)=体重(kg)×(50~75)。4 小时内服完;密切观察患儿病情,并辅导母亲给患儿服用 ORS。

以下情况提示口服补液可能失败:①持续、频繁、大量腹泻[>10 ml/(kg·h)]。②ORS 服用量不足。③频繁、严重呕吐:如果接近 4 小时,患儿仍有脱水表现,要调整补液方案;4 小时后重新评估患儿的脱水状况,然后选择适当的方案。

(3) 中重度脱水者:需要住院给予静脉补液。第一个 24 小时补液总量包括累积损失量、继续损失量、生理维持量 3 部分。

八、转诊指征及原则

若患儿出现以下表现,在稳定生命体征的前提下,建议转至上级医院诊治:①休克;②严重脱水(>9%的体重);③神经系统异常(嗜睡、惊厥等);④顽固性或胆汁性呕吐;⑤口服补液治疗失败;⑥生长迟缓、非感染性粪隐血试验阳性、原因不明的慢性腹泻。

九、宣教与随访管理

(1) 合理喂养,鼓励母乳喂养,添加辅食要采取逐渐适应的方式;对人工喂养患儿,应根据具体情况选择合适的代乳品。

(2) 注意饮食卫生,包括餐具的消毒;感染性腹泻易引起流行,在幼托机构及医院中必须做好消毒隔离,防止发生交叉感染。

(3) 避免长期滥用广谱抗生素,对于即使无消化道症状的婴幼儿,在因肠道外感染必须使用抗生素,特别是广谱抗生素时,也应加用微生态制剂,防止由于难治性肠道菌群失调所致的腹泻。

(4) 轮状病毒肠炎流行甚广,接种疫苗是理想的预防方法,口服疫苗国内已有应用,但持久性尚待研究。

(陆晓岚 黄 瑛)

7

腹　　痛

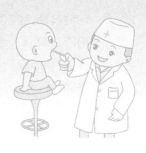

一、概述

腹痛是小儿最常见的症状之一,病因复杂,涉及多科疾病,不仅是腹腔多脏器疾病的共同症状,也是腹部以外疾病的临床征象。按发作的病程可分为急性和慢性腹痛;按病因可分为腹内和腹外(或全身性)疾病;按腹痛性质可分为器质性和功能性腹痛。对于急性腹痛需给予快速、准确的诊断以免延误治疗。

二、发病机制

支配腹部的感觉神经有两类,即内脏神经和躯体神经。前者分布于腹膜脏层及腹腔内脏,后者分布于皮肤、腹壁肌层、腹膜壁层及肠系膜根部。腹痛可分为内脏性腹痛、躯体性腹痛和牵涉痛。

1. 内脏性腹痛　　是指腹腔内某一器官受到刺激,信号沿交感神经通路传入脊髓。表现为疼痛部位不清,接近腹中线;疼痛感觉模糊,多为痉挛性、不适、钝痛和灼痛;常伴有一些自主神经兴奋症状。

2. 躯体性腹痛　　来自腹膜壁层及腹壁的痛觉信号,经躯体神经传至脊神经根,反应到相应脊髓节段所支配的皮肤。其特点是:定位准确,可在腹部一侧;程度剧烈而持续;可有局部腹肌强直;腹痛可因体位变化而加重。

3. 牵涉痛　　是指腹内脏器引起的疼痛信号,经内脏神经传入,影响相应脊髓节段而定位于体表,即更多具有躯体神经传导特点,如疼痛较强,程度剧烈,部位明确,局部有压痛、肌紧张及感觉过敏等。临床上不少疾病的腹痛涉及多种发生机制。

三、病理生理

腹痛通常是多因素造成的,且随着时间的推移,性质会发生变化。如急性阑尾炎的典型症状为转移性右下腹痛,可由中上腹脐周转移至右下腹;内脏痛(特别是肠道来源),

定位模糊,通常为弥漫性钝痛、绞痛或烧灼样疼痛。内脏痛可伴有自主神经兴奋表现,如出汗、恶心和(或)呕吐。定位准确、尖锐的躯体性疼痛往往提示腹膜受累,如阑尾炎、胆囊炎;牵涉痛与内脏传入神经进入脊髓的节段有关,如胆囊炎、胃溃疡时出现肩胛部疼痛。

四、临床表现

婴儿不会表达,主要表现为突然哭闹、烦躁或精神萎靡。年长儿虽可表达,但定位能力差,因而一些伴随症状有助于诊断。腹部体征对诊断也尤为重要,腹内疾病通常有腹部的阳性体征,如腹部压痛、腹胀、肿块、肠型等。而腹外或全身性疾病除有腹痛外,还有其他原发病的症状和体征。

五、实验室检查

1. 一般检查　血、尿、粪三大常规检查可以为临床提供基本资料。白细胞计数和中性粒细胞比例增高对炎症性腹痛的诊断有帮助;粪便检查有助于肠内感染、寄生虫和肠套叠的诊断;尿检有助于鉴别泌尿系统疾病;血生化检查有助于判断肝胆胰疾病。

2. 辅助检查　腹部 X 线摄片对急腹症诊断有重要价值,肠道扩张或气液平面提示急性肠道梗阻;"双泡"征和腹腔充气不良提示中肠扭转/旋转不良;右下腹气液平面或粪石,提示急性阑尾炎;不透射线高密度影可提示结石或金属异物。腹部 B 超、CT 和 MRI 检查可用于评估外伤、急性阑尾炎、肠套叠、炎症性肠病怀疑发生脓肿、肿瘤、胰腺炎/假性囊肿、胆囊炎、肾结石等。钡餐、钡灌肠或内镜可观察有无消化道畸形、溃疡和慢性炎症等。

六、诊断与鉴别诊断

(1) 首先需确定是否为急性腹痛及症状的严重程度,并排除需外科处理的急腹症。年龄＜3 岁的婴幼儿以肠套叠、嵌顿疝多见,主要表现为阵发性哭闹、呕吐、血便。腹部查体可触及腹块,嵌顿疝时可在单侧或双侧腹股沟触及肿块,按之不可回纳。疑似病例首选 B 超筛查,婴幼儿不明原因引起的肠梗阻,也需考虑肠套叠。年长儿急性腹痛以阑尾炎多见,表现为固定右下腹痛或转移性右下腹痛,一般为钝痛,穿孔阑尾炎腹痛可较剧烈,且伴有发热、呕吐、腹胀等症状。查体可及麦氏点压痛,可合并肌紧张、反跳痛,但年幼儿有时麦氏点固定压痛及肌紧张均可不明显。腹部 B 超及下腹部 CT 检查可协助诊断。若有肠梗阻或穿孔,腹部 X 线摄片可明确。

(2) 除外急腹症后需分析判断腹痛的病因及性质,慢性腹痛病程常＞2 个月,可为器质性(解剖异常、感染性、炎症性或代谢性),或更为常见的是功能性胃肠道疾病所致。器质性腹痛具有持续性、局限性、固定性的特点,腹部局部性体征为压痛、肌紧张、肿块、肠型;功能性腹痛具有间歇性、泛化性、非固定性的特点,腹痛间歇性发作,腹软,不胀,无固定的紧张、压痛或肠型,需除外器质性病变。

(3) 腹痛的伴随症状对鉴别诊断有重要意义。如腹痛伴发热,常提示炎症性疾病;腹痛伴呕吐、腹泻,提示胃肠炎可能性大;伴胆汁性呕吐,提示肠梗阻(肠扭转、肠套叠、新生儿坏死性小肠结肠炎);腹痛伴紫癜,需考虑过敏性紫癜或腹型荨麻疹;腹痛伴呕血、黑便,需警惕上消化道出血;伴果酱样血便,提示肠套叠;赤豆汤样血便是出血性小肠炎的特征表现;伴鲜血便,提示肛裂、痔疮、肠息肉可能;腹痛伴黄疸,则肝胆系统疾病可能性大;腹痛伴血尿,需警惕泌尿道结石;腹痛伴体重下降或生长迟缓,可提示慢性炎症、乳糜泻等。

(4) 患儿的既往病史(感染性腹泻先于溶血性尿毒综合征、慢性胃炎等)、有无外伤(脏器破裂出血)、手术史(肠粘连)、家族史(幽门螺杆菌感染、乳糜泻、特异性体质、偏头痛等)、用药史(治疗药物性食管炎、胃炎)等都对诊断及鉴别诊断有重要价值。

(5) 若按部位来分,腹痛需考虑的诊断如下。

1) 中上腹痛:多见于胃食管反流病、食管炎、胃炎(服用非甾体抗炎药、过敏、幽门螺杆菌感染、克罗恩病)、功能性消化不良、溃疡性疾病(服用非甾体抗炎药、治疗幽门螺杆菌药)、胰腺炎、胆囊炎和胃/小肠扭转。

2) 右上腹痛:可见于肝胆疾病、肾结石、输尿管肾盂连接处梗阻和右下叶肺炎。

3) 左上腹痛:多见于脾脏血肿、肾脏疾病、左下叶肺炎和便秘。

4) 右下腹痛:多见于阑尾炎、肠系膜淋巴结炎、肠套叠、炎症性肠病、卵巢/囊肿扭转、异位妊娠和腹股沟疝。

5) 左下腹痛:多见于便秘、结肠炎(炎症性/感染性)、乙状结肠扭转和泌尿系统疾病。

6) 下腹痛:多见于便秘、结肠炎、膀胱炎、子宫疾病和盆腔炎。

7) 脐周痛:可见于功能性胃肠病、便秘、胃肠炎(感染/嗜酸性粒细胞性胃肠炎)、胰腺炎、胃炎/小肠扭转、阑尾炎(早期症状)和脐疝嵌顿。

8) 弥漫性腹痛:见于便秘、功能性胃肠病、贾第鞭毛虫病、碳水化合物吸收不良、乳糜泻、链球菌/病毒性咽炎、炎症性肠病、过敏性/嗜酸性粒细胞性胃肠炎、缺血性坏死性小肠结肠炎、腹膜炎/穿孔、坏死性小肠结肠炎、旋转不良伴扭转、铅/铁中毒、异食癖、周期性呕吐综合征、卟啉症、镰形细胞贫血危象、家族性地中海贫血、糖尿病酮症酸中毒、过敏性紫癜、肿瘤、外伤和溶血性尿毒综合征。

七、治疗与处理

1. 急腹症处理 急腹症强调诊断与治疗同步进行,首先需稳定患儿生命体征再进一步治疗,多需急诊外科处理或手术。主要疾病有急性阑尾炎、急性肠梗阻、肠穿孔、肠套叠、嵌顿性斜疝、肠扭转等。

2. 内科处理 明确腹痛的原因。常见的病因有急性胃肠炎、胆管炎和胰腺炎、消化性溃疡急性发作或出血;过敏性紫癜腹型及周期性呕吐腹痛的患儿,根据病因给予相应的治疗;有感染者,给予抗生素治疗;对于胰腺炎及消化道出血患儿,可予禁食、静脉补液,再进一步转诊至专科治疗;其他内科性腹痛发作患儿,可给予止痉剂、止酸剂对症治疗。对于慢性腹痛不伴严重的症状或体征,且排除器质性病变后可考虑功能性胃肠病,包括功能性消化不良、腹型偏头痛、功能性腹痛综合征等,需进一步至专科就诊。

3. 腹痛观察指征

(1)发病时间短,＜6 小时,急腹症诊断未确定者。

(2)腹痛病因未明,应留院观察腹痛进展,包括腹部肌紧张、压痛、肠型及肿物变化、排气和排便情况等。

(3)密切观察心率、呼吸、血压等生命体征的情况。怀疑急腹症时需禁食、禁水,必要时行胃肠减压,并给予静脉输液维持体液及电解质平衡。

八、转诊指征及原则

(1)急腹症且无外科处理条件者。

(2)急性起病,腹痛持续 4 小时以上仍未确诊者。

(3)排除急腹症,辅助检查有明显异常,但无条件进一步诊治者。

(4)慢性腹痛原因不明者。

九、宣教与随访管理

腹痛涉及多系统疾病,且小儿病情进展快、变化多,因此需与家长及时沟通病情,及时处理。病情危重或复杂者可先稳定生命体征,再请多科医师会诊或转诊。一般病情者可门诊随访或安排专科就诊。

(孙 桦 黄 瑛)

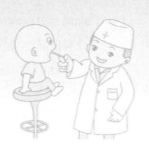

8

幽门螺杆菌感染

一、概述

幽门螺杆菌（*Helicobacter pylori*，Hp）是一种革兰阴性、螺旋状微需氧菌。1983年，澳大利亚的 Marshall 和 Warren 报道从人体胃黏膜上分离培养出幽门螺杆菌，并认为该菌可能是慢性胃炎和消化性溃疡的病原菌。随后国内外学者进行了广泛研究，证实其与慢性胃炎、消化性溃疡、胃癌、胃黏膜相关性淋巴样组织（musoca associated lymphoid tissue，MALT）淋巴瘤的发生密切相关。因此，1994 年 WHO 将其列为Ⅰ级致癌原。首次报道儿童幽门螺杆菌感染是在 1986 年。儿童的机体功能发育不完善，易受外界致病因子侵袭，且自身免疫和防御机制不完善，因此相对于成人，更易感染幽门螺杆菌。一旦感染，很少自然根除，严重者可引起组织恶变。

二、发病机制

幽门螺杆菌作为慢性胃炎的病原菌，其致病机制可能包括以下几种。

（1）细菌在胃黏膜的定植和黏附。幽门螺杆菌能产生大量的尿素酶，尿素酶将尿素分解为氨和二氧化碳，中和胃酸，利于幽门螺杆菌在酸性环境中长期生存。幽门螺杆菌具有鞭毛结构及黏附特性，可以避免不断的清除过程。幽门螺杆菌表面表达一系列的黏附素，胃黏膜上皮细胞表面及细胞间质中存在幽门螺杆菌相关的特异受体，这两方面因素决定了幽门螺杆菌可以特异性黏附于胃黏膜并长期定植。

（2）幽门螺杆菌产生的酶和幽门螺杆菌毒素对胃黏膜屏障的损害作用。幽门螺杆菌能产生大量尿素酶分解尿素产生氨和碳酸氢盐。氨为一强大的细胞毒素，可引起胃黏膜上皮细胞的溶解和炎症。碳酸氢盐使 pH 升高导致胃黏膜上皮细胞的 Na^+，K^+-ATP 酶活性改变，最后 H^+ 反渗。

（3）炎症与免疫反应。幽门螺杆菌定植于胃黏膜表面，引起胃上皮细胞发生骨架重组和酪氨酸磷酸化，进而激活核转录因子 NF-κB，后者能促进上皮细胞释放趋化因子、细胞因子，招募树突状细胞等炎性细胞从血管内移行浸润至胃上皮，诱发炎性免疫反应。

细菌与胃黏膜上皮接触后刺激 Th0 细胞分化为 Th1 和 Th2 细胞。一般认为 Th1 细胞介导的细胞免疫在幽门螺杆菌的发病中占优势，其抑制 Th2 细胞分泌细胞因子，从而减少 IgA 的分泌，使机体不足以清除幽门螺杆菌。

三、幽门螺杆菌的传播

1. 传染源　人是幽门螺杆菌唯一的已知自然宿主，幽门螺杆菌感染呈现明显的家庭聚集现象。

2. 传播途径

（1）口-口途径：口-口途径是幽门螺杆菌传播的一种主要方式。Lee 等（1991）已在动物试验中成功证明了幽门螺杆菌的口-口传播。幽门螺杆菌栖居于胃，通过胃-口反流或呕吐，幽门螺杆菌可在口腔定植，存在于唾液中，尤其是牙垢斑上，使口腔成为直接或间接传播源。

（2）粪-口途径：由于胃黏膜细胞的持续更新，幽门螺杆菌不断脱落入胃腔，通过胃液到达肠内，最终进入粪便。多项研究在粪便中检出幽门螺杆菌。幽门螺杆菌在粪便中具有活性，提示粪便是幽门螺杆菌的传染途径。

（3）胃-口途径：Leung 等（1999）首次采用 PCR 技术和分离培养法从人的自然呕吐物中检测出幽门螺杆菌。Parsonnet 等（1999）也从 16 例幽门螺杆菌血清学阳性无症状患者的 80 个呕吐物标本中培养出了幽门螺杆菌，有 38％的患者在呕吐过程中收集的空气标本中培养出了幽门螺杆菌。Bohmer 等（1997）发现常有食物反流的智力低下成人，其幽门螺杆菌感染率明显增高。这些研究均支持幽门螺杆菌胃-口传播的可能。

（4）经医疗器具传播：在检查幽门螺杆菌阳性者后，用聚合酶链反应试验（polymerase chain reaction，PCR）方法可发现 61％胃镜表面和钳道受幽门螺杆菌污染，活检钳污染更为严重。常规用 70％酒精清洗不能清除幽门螺杆菌，而用戊二醛浸泡可杀灭幽门螺杆菌。

幽门螺杆菌具体如何传播目前还不明确。社会经济环境因素对幽门螺杆菌感染率的影响是主要的，已知的危险因素包括：人口拥挤、卫生状况差、不洁净的食用水、居住条件拥挤、多人睡同一张床、缺乏喂养知识的教育和辅导、水源污染、家庭成员中有感染者。另有一些因素可增加幽门螺杆菌感染的风险性，包括家庭中有幽门螺杆菌感染的照料者用咀嚼过的食物喂小孩、非母乳喂养、家长受教育程度低等。

四、临床表现

儿童幽门螺杆菌感染主要表现为腹部不适、恶心、呕吐、反酸、嗳气、消化道出血等消化道症状。此外，部分研究提示儿童幽门螺杆菌感染可能与缺铁性贫血、慢性血小板减少性紫癜、过敏性紫癜、生长发育迟缓及荨麻疹等肠外疾病有关。全世界约一半人感染幽门螺杆菌，其中仅少部分人有症状。目前认为菌株基因多态性、宿主和环境共同决定了疾病的转归。

五、儿童幽门螺杆菌感染的检测方法和特点

检测方法包括侵入性和非侵入性两类。侵入性方法依赖胃镜检查及胃黏膜组织活检,包括快速尿素酶试验(rapid urease test,RUT)、胃黏膜组织切片染色和胃黏膜幽门螺杆菌培养、核酸检测等。非侵入性检测方法包括尿素呼气试验(urea breath test,UBT)、粪便幽门螺杆菌抗原检测(helicobacter pylori stool antigen,*H. pylori* SA)和血清幽门螺杆菌抗体检测等。除了血清抗体检查,其他检查前均需停用质子泵抑制剂(proton pump inhibitor,PPI)2 周,停用抗生素和铋剂 4 周。

1. RUT 灵敏性 75%～100%,特异性 84%～100%。其操作简便、费用低、省时,但检测结果易受试剂 pH、取材部位、组织大小、细菌数量及分布、观察时间、环境温度和胃炎严重程度等因素影响,故存在结果假阴性的情况。同时取 2 块组织进行检测(胃窦和胃体各 1 块)可以提高检测灵敏性。

2. 组织学检测 灵敏性 66%～100%,特异性 94%～100%,检测幽门螺杆菌的同时,可对胃黏膜病变进行诊断(HE 染色),是唯一能确诊幽门螺杆菌感染同时判断其损伤程度的方法,但幽门螺杆菌在胃内呈灶性分布,其检出率易受取材部位及大小、细菌数量及一些疾病,如消化道出血、胃黏膜萎缩等影响。

3. 幽门螺杆菌培养 灵敏性 55%～96%,特异性 100%,是诊断幽门螺杆菌现症感染的"金标准",培养可进行药敏试验和细菌学研究。但复杂、耗时,需一定实验室条件,标本转送培养需专门的转送液并保持低温。

4. 尿素呼气试验 灵敏性 75%～100%,特异性 77.5%～100%,可反映全胃幽门螺杆菌感染状况,不会出现因细菌灶性分布而造成的假阴性结果。^{13}C尿素呼气试验无放射性,适用于儿童,可用于诊断幽门螺杆菌现症感染,还可用于治疗后的复查。

5. 粪便抗原检测 灵敏性 96.6%～98%,特异性 94.7%～100%,检查时不需要口服任何试剂,是唯一一项诊断准确性不受患儿年龄影响的无创性检测方法。该方法的准确性可与尿素呼气试验相当。可用于幽门螺杆菌治疗前诊断和治疗后复查。

6. 血清抗体检测 灵敏性 50%～100%,特异性 70%～98%,检测的抗体反映一段时间内幽门螺杆菌感染情况。幽门螺杆菌根除后血清抗体可以维持很久,因此不能用于诊断现症感染,多用于流行病学调查。

7. 分子生物学检测 可用于检测粪便或胃黏膜组织等标本。其中 PCR 的应用较为广泛。目前主要用作分子生物学及分子流行病学研究,尤其适用于菌株的 DNA 分型、耐药基因突变的检测。

六、诊断

符合下述 4 项之一者可诊断为幽门螺杆菌现症感染:①细菌培养阳性;②组织病理

学检查和尿素酶试验均阳性;③若组织病理学检查和尿素酶试验结果不一致,需进一步行非侵入性检测,如尿素呼气试验或粪便抗原检测,且获得阳性结果;④消化性溃疡出血时,病理组织学或 RUT 中任一项阳性。

七、治疗与处理

1. 幽门螺杆菌感染根除治疗的适应证　消化性溃疡、胃 MALT 淋巴瘤必须根治。以下情况可考虑根治:①慢性胃炎;②胃癌家族史;③不明原因的难治性缺铁性贫血;④计划长期服用非甾体抗炎药(包括低剂量阿司匹林);⑤监护人、年长儿强烈要求治疗。

2. 幽门螺杆菌感染的根除治疗

(1) 根除幽门螺杆菌的常用药物

1) 抗生素:阿莫西林 50 mg/(kg·d),分 2 次(最大剂量 1 g, bid);甲硝唑 20 mg/(kg·d),分 2 次(最大剂量 0.5 g, bid);替硝唑 20 mg/(kg·d),分 2 次;克拉霉素 15～20 mg/(kg·d),分 2 次(最大剂量 0.5, bid)。

2) 铋剂:胶体次枸橼酸铋剂(年龄＞6 岁),6～8 mg/(kg·d),分 2 次(餐前)口服。

3) 抗酸分泌药:PPI 奥美拉唑,0.6～1.0 mg/(kg·d),分 2 次(餐前)口服。

(2) 根除幽门螺杆菌的治疗方案

1) 一线方案(首选方案):克拉霉素耐药率较低(＜20%)地区方案,PPI＋克拉霉素＋阿莫西林,疗程 10 天或 14 天;若青霉素过敏,则换用甲硝唑或替硝唑。克拉霉素耐药率较高(＞20%)地区,含铋剂的四联疗法(PPI＋阿莫西林＋甲硝唑＋胶体次枸橼酸铋剂)和序贯疗法(前 5 天 PPI＋阿莫西林,后 5 天 PPI＋克拉霉素＋甲硝唑)可作为一线疗法。

2) 二线方案:用于一线方案失败者,PPI＋阿莫西林＋甲硝唑(或替硝唑)＋胶体次枸橼酸铋剂或伴同疗法(PPI＋克拉霉素＋阿莫西林＋甲硝唑),疗程 10 天或 14 天。

八、根除幽门螺杆菌的疗效判断

应在根除治疗结束至少 4 周后进行,即使患儿症状消失也建议复查,首选尿素呼气试验。符合下述 3 项之一者可判断为幽门螺杆菌根除:①尿素呼气试验阴性;②粪便抗原检测阴性;③基于胃窦、胃体 2 个部位取材的 RUT 均阴性。

九、转诊指征及原则

临床检测的目的是寻找潜在的病因,而不是单纯检测幽门螺杆菌存在与否。目前国内大多数基层医院还未开展儿童内镜检查,对于有诊断需要的患儿,可先行非侵入性尿素呼气试验。阳性者建议到儿童专科医院进行胃镜等进一步检查,以决定是否行幽门螺杆菌根除治疗。

十、宣教和随访

儿童幽门螺杆菌根除后易复发,应加强预防措施。①注意饮食卫生,进餐时提倡家庭分餐制,全体家庭成员均进行幽门螺杆菌筛查。幽门螺杆菌感染患儿的呕吐物、粪便要及时清理,尽量做到消毒。②加强幽门螺杆菌科普知识宣传,改掉照料者嚼食物给孩子吃的陋习。教育儿童从小养成良好的卫生习惯,如饭前便后洗手,不喝生水,不吃未洗净的瓜果和蔬菜,避免摄入饮料。改善儿童居住环境,防止环境污染和水源污染。③避免接触猫、狗等宠物,接触后应洗手或消毒。④注意口腔卫生,定期更换牙刷。

目前,幽门螺杆菌疫苗已在进行临床研究,不久的将来有望应用于临床。在幽门螺杆菌流行区域,儿童接种预防性疫苗可减少幽门螺杆菌的发病,即使疫苗缺少完全的保护性,它仍可缩短治疗周期,提高传统疗法的效果,防止再感染。对于已有反复腹部不适、呕吐等消化道症状的患儿,应及早行胃镜和幽门螺杆菌筛查,以早期诊断、早期治疗。

(周　颖　黄　瑛)

9

儿科液体疗法

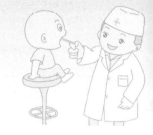

一、概述

　　液体疗法是通过补充液体及电解质来纠正体内已经存在的体液容量及成分紊乱,恢复和维持血容量、渗透压、酸碱平衡和电解质成分的稳定,保证机体进行正常的生理功能的一种治疗方法。制订液体疗法方案时不宜过于繁杂,应尽量简单化、个体化。补充液体的方法包括口服补液法和静脉补液法。

二、诊断与鉴别诊断

　　(1) 首先判断小儿是否有脱水,然后分析脱水程度和性质、原因,最后确定补液计划。

　　(2) 判断小儿脱水程度要掌握:一看、二问、三摸、四听。

　　1) 一看:脱水的小儿来就诊,首先要做的就是"看"。一看精神,二看眼泪,三看眼窝,四看口腔,五看嘴唇,六看呼吸。

　　A. 一看精神:小儿脱水首先的表现就是精神萎靡。如果小儿精神尚可,还能大哭大闹或者玩耍自如,这说明脱水程度不严重;如果小儿精神萎靡,陌生人接触并不能引起哭闹,表现得异常安静,那肯定有严重程度的脱水。

　　B. 二看眼泪:如果哭时有泪,一般脱水不重;如果哭时无泪,则有中重度的脱水,但也有一些小儿会假哭。如果怀疑假哭,则要稍加引逗让他(她)真的哭一下给医师看看。

　　C. 三看眼窝:如果眼窝有凹陷,则脱水已比较明显;如果眼窝无明显改变,则说明脱水不重。

　　D. 四看口腔:口腔津液多少是判断脱水的一个指标,津液充足则脱水较轻;口腔干而黏则脱水程度较重。

　　E. 五看嘴唇:嘴唇干裂起翘,一般都有较重的脱水。

　　F. 六看呼吸:脱水的小儿如有呼吸急促,则肯定是中重度脱水,因为存在中重度的酸中毒。

2）二问。

A. 一问病因：呕吐和腹泻是小儿脱水常见的病因，长期的摄入不足和不多见的尿崩症也是一个原因。如果怀疑小儿有脱水，能问出明确的原因，则脱水可诊断明确。如果没有明确的液体摄入或体液丢失病因，则要仔细考虑是否真的是脱水，有时严重的感染表现与中重度脱水表现较为相似。

B. 二问饮水情况：一般脱水后小儿都会口干，家长反映小儿喝水较多，口干的程度也能初步反映出脱水的程度，有脱水严重的小儿，看到水会迫不及待地去喝。口干剧烈的脱水多见于高渗性脱水，低渗性脱水则口干症状不明显。

C. 三问小便情况：少尿或无尿，则有重度脱水。小便正常也不一定没有脱水，有的小儿会喝很多白开水，看似小便很多，但仍有脱水存在。因为白开水没有张力，进入体内留不住，从小便排出。

3）三摸。

A. 一摸前囟，前囟凹陷，则提示脱水程度严重。

B. 二摸口唇，如口唇湿润，则并无大碍。

C. 三摸手足，如手足温暖，则可放心；如手足冰凉，当心休克。

4）四听：听心率，听心音，听肠鸣音。如果心率增快、心音低，肠鸣音稀少或者无，则要考虑较严重的脱水和低钾血症。

对于肥胖小儿的脱水，因为皮下脂肪丰满，往往会做出低于实际水平的评估，而营养不良的小儿往往会高估脱水程度，这一点在临床工作中要注意分辨。

（3）脱水程度，可分为轻、中、重3度（表9-1）。

表9-1 脱水程度及表现

	轻度	中度	重度
精神状态	无明显改变	烦躁或萎靡	昏睡或昏迷
皮肤弹性	稍差	差	极差
口腔黏膜	稍干燥	干燥	极干燥
眼窝及前囟凹陷	轻度	明显	极明显
眼泪	有	少	无
尿量	略减少	明显减少	少尿或无尿
周围循环衰竭	无	不明显	明显
酸中毒	无	有	严重
失水占体重百分比	5%以下	5%～10%	10%以上

（4）脱水性质，可分为低渗性、等渗性和高渗性脱水。

1）低渗性脱水：血清钠＜130 mmol/L，初期并无口渴症状，但是极易发生脑水肿。

2）等渗性脱水：血清钠 130～150 mmol/L。

3）高渗性脱水：血清钠＞150 mmol/L。口渴症状相当明显，高热、烦躁、肌张力增高。

三、治疗与处理

1. 口服补液法　适用于轻中度脱水、呕吐不严重的患儿。轻度脱水口服补液量50～80 ml/kg，中度脱水80～100 ml/kg。也可以用于中度脱水扩容后的补液，按100～120 ml/kg给予。要求在8～12小时内把累积损失量补足。可将口服补液盐（ORS）等量稀释后，根据需要口服。需注意的是：ORS是低张液，故新生儿及有明显的呕吐、腹胀、休克、心肾功能不全的患儿不宜使用。在口服补液过程中要随时注意观察病情变化，如病情加重，则随时改用静脉补液。

2. 静脉补液　适用于严重呕吐、腹泻，伴中、重度脱水的患儿。包括补充累积损失量、继续损失量和生理需要量。

（1）计算补液总量：轻度脱水，90～120 ml/kg；中度脱水，120～150 ml/kg；重度脱水，150～180 ml/kg。

（2）累积损失量：轻度脱水，30～50 ml/kg；中度脱水，50～100 ml/kg；重度脱水，100～120 ml/kg。

（3）继续损失量：补充原则为丢多少补多少。腹泻患儿一般为10～40 ml/(kg·d)。

（4）生理需要量：包括显性和不显性失水，一般为60～80 ml/(kg·d)。

（5）输液种类：累积损失量的补充根据脱水性质来给予。低渗性脱水选择2/3张液体；等渗性脱水选择1/2张液体；高渗性脱水选择1/5～1/3张液体。若临床上判断脱水性质有困难时，可按等渗性脱水补充。继续损失量的补充通常给予1/3～1/2张液体，生理需要量则通常给予1/5～1/4张液体。

（6）输液速度：原则为先快后慢。补液总量的1/2应在最初的8～12小时内补完，输液速度为每小时8～12 ml/kg。余下液体于12～16小时内补完，约每小时5 ml/kg。

（7）休克者先行扩容，用2:1等张含钠液，10～20 ml/kg于30～60分钟内静脉注入，以迅速改善有效循环血量和肾功能，如患儿以呕吐为主或考虑感染性休克时，可直接用等渗生理盐水快速扩容。扩容的液体和电解质包括在最初的8～12小时补液量内。

（8）高渗性脱水时补液速度要放慢，总量宜在24小时内均匀输入，因为处于高渗状态的神经细胞内的钠离子不能很快排出，如低渗液体输入过快，水分易进入细胞引起脑水肿，使病情突然变化。

3. 纠正酸中毒　脱水纠正后，组织灌流得以改善，堆积的乳酸进入血中，易产生和加重酸中毒，因此补液后更应注意酸中毒的纠正。一般主张pH<7.3时可静脉给予碱性液体，常首选碳酸氢钠。无条件测定血气或测定结果尚未出来以前，可暂时提高血浆HCO_3^- 5 mmol/L计算，必要时2～4小时后重复。有血气测定结果时可按照公式计算，5%碳酸氢钠(ml) = |−BE|×0.5×体重(kg)，一般首次给予计算量的1/2，根据治疗后情况及复查血气决定是否继续用药。在纠酸过程中由于K^+进入细胞内液使血清钾降低、游离钙也减少，应注意补钾和补钙。

4. 补钾　正常血清钾浓度为3.5～5.5 mmol/L，当血清钾<3.5 mmol/L时为低钾

血症。低钾血症临床症状的出现不仅取决于血钾的浓度,更重要的是与血钾变化的速度有关。补钾的重要原则为有尿补钾。轻度低钾血症患儿可口服氯化钾,每日 200～300 mg/kg;重度低钾血症患儿需静脉补钾,一天用量一般为 10%氯化钾 1～3 ml/kg,应均匀分配于全日静脉输液中,浓度一般不超过 0.3%,每日补钾总量静滴时间不应少于 6～8 小时。切忌将钾盐静脉推注。肾功能损害无尿时影响钾排出,此时补钾有引起高血钾的危险,所以必须有尿补钾。膀胱中有潴留尿或治疗开始前 6 小时曾排过尿即可视为有尿。在治疗过程中如病情好转,可由静脉补钾改为口服补钾。

（苗士建　黄　瑛）

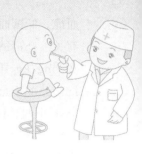

10

急性上呼吸道感染

一、概述

急性上呼吸道感染（acute upper respiratory infection，AURI）系由各种病原体引起的上呼吸道急性感染（简称上感），是儿科常见的疾病之一。该病主要侵犯鼻、咽和喉部。广义的 AURI 不是一种疾病，而是一组疾病，包括普通感冒、病毒性咽炎、喉炎、疱疹性咽峡炎、咽结膜热、细菌性咽-扁桃体炎。狭义的 AURI（本文特指）又称普通感冒，是最常见的急性呼吸道感染性疾病，多呈自限性，但发生率较高。儿童发生率高，有的儿童可每年发生 6～8 次。全年皆可发病，冬春季较多见。

二、病因和发病机制

1. 病因　各种病毒和细菌均可引起 AURI，但以病毒多见，约占 90％以上，主要有鼻病毒、呼吸道合胞病毒、流感病毒、副流感病毒、腺病毒、柯萨奇病毒、埃可病毒、冠状病毒、单纯疱疹病毒、EB 病毒等。病毒感染后可继发细菌感染，最常见的是溶血性链球菌，其次为肺炎链球菌、流感嗜血杆菌等，肺炎支原体也可引起。营养不良、贫血、维生素 A 和维生素 D 缺乏、过度疲劳、着凉或缺乏锻炼、居住环境拥挤、大气污染等均是 AURI 的诱因。特应性体质儿童易患 AURI，而其鼻炎症状又常易与 AURI 相混淆。

2. 上呼吸道解剖特点与致病

（1）婴幼儿鼻腔较成人短，无鼻毛，后鼻道狭窄，黏膜柔嫩，血管丰富，易于感染。发炎时，后鼻腔易堵塞而致呼吸和吸吮困难。鼻腔黏膜与鼻窦黏膜连续，且鼻窦口相对较大，故急性鼻炎时易致鼻窦炎。

（2）咽鼓管较宽、直、短，呈水平位，鼻咽部感染易波及中耳，引起中耳炎。

（3）咽部较狭窄，方向垂直。至 1 岁末咽扁桃体逐渐增大，4～10 岁达发育高峰，14～15 岁时逐渐退化，故婴儿扁桃体炎少见。

（4）喉部呈漏斗状，喉腔较窄，声门裂相对狭窄，软骨柔软，黏膜娇嫩且富含血管及淋巴组织。感染加重时致喉部水肿可引起呼吸困难。

三、病理生理

鼻腔及咽黏膜充血、水肿、上皮细胞破坏,少量单核细胞浸润,有浆液性及黏液性炎性渗出。继发细菌感染后,有中性粒细胞浸润,产生大量脓性分泌物。

四、临床表现

由于年龄大小、体质强弱及病变部位和病原体的不同,病情的缓急、轻重程度也不同。年长儿症状较轻,婴幼儿则较重。

1. 症状

(1)局部症状:以鼻咽部卡他症状为主,可有喷嚏、鼻塞、流清水样鼻涕、咽部充血等症状,始于感染后的 10～12 小时,2～3 天达到高峰,之后逐渐减轻,持续时间 7～10 天,部分患儿症状可持续 3 周,甚至更长时间。年长儿可能主诉咽痒、咽痛和咽部烧灼感。患儿可因咽鼓管阻塞出现听力减退,也可有流泪、味觉迟钝、呼吸不畅、咳嗽和少量咳痰等症状。

(2)全身症状:发热、烦躁不安、头痛、全身不适、乏力等。婴幼儿往往鼻咽部卡他症状不显著而全身症状较重,可骤然起病,高热、咳嗽、食欲缺乏,可伴有腹痛、呕吐、腹泻、烦躁等,甚至热性惊厥。

2. 体征 体格检查可见咽部充血,扁桃体肿大。有时可见下颌和颈部淋巴结肿大。肺部听诊一般正常。肠道病毒感染者可见不同形态的皮疹。

3. 并发症 多见于婴幼儿患者,波及邻近器官或向下蔓延,或可继发细菌感染,引起中耳炎、鼻窦炎、扁桃体咽炎、咽后壁脓肿、颈淋巴结炎、喉炎、气管炎、支气管肺炎等。链球菌性扁桃体咽炎者 2～4 周后可能并发急性肾炎、风湿热等,需警惕。

五、实验室检查

1. 外周血象 病毒感染者外周血白细胞计数不高或偏低,中性粒细胞计数减少,淋巴细胞比例相对增加,部分患者可有白细胞计数和淋巴细胞计数下降。细菌感染者外周血白细胞和中性粒细胞计数增高。

2. 病毒学检查 多用于流行病学研究,免疫荧光、免疫酶及分子生物学技术可协助做出早期诊断。

六、诊断与鉴别诊断

1. 诊断原则 主要依据临床症状诊断,但须排除其他疾病。必须注意小儿多种传染病的前驱期症状与 AURI 症状相似,如麻疹、百日咳、猩红热、脊髓灰质炎、乙型脑炎、手足口病等。应结合传染病的流行病史、接触史、症状和体征以及实验室资料等综合分析,并密切观察病情演变加以鉴别。

2. 鉴别诊断　见表 10-1。

表 10-1　AURI 的鉴别诊断

病名	病原体	季节性	症状	体征	病程	辅助检查
AURI	鼻病毒或冠状病毒等	冬春季	鼻咽部卡他症状、咳嗽、发热等	咽红	7 天	病毒感染者外周血白细胞计数正常或偏低,淋巴细胞比例相对增加;细菌感染者白细胞计数增高
疱疹性咽峡炎	柯萨奇 A 组病毒	好发于夏秋季	高热、咽痛、流涎、厌食、呕吐	咽部充血,咽喉部见疱疹	7 天	同 AURI
流行性感冒	流感病毒	季节性	年长儿起病急骤,有高热、畏寒、头痛、背痛、四肢酸痛、疲乏等,不久即出现咽痛、干咳、流鼻涕、眼结膜充血、流泪等	颜面潮红、眼球结膜轻度充血、局部淋巴结肿大、肺部可出现粗啰音	5~10 天	外周血象可见白细胞计数大多减少,平均约为 $4 \times 10^9/L$;中性粒细胞计数显著减少,淋巴细胞计数相对增加。并发肺炎时白细胞计数可能大幅度下降,低至 $(1\sim2) \times 10^9/L$
咽结合膜热	腺病毒 3、7 型	秋冬季	高热、咽痛、眼部刺痛,可伴消化道症状	咽部充血,可见白色分泌物;一侧或双侧滤泡性眼结合膜炎,可伴球结合膜出血;颈及耳后淋巴结增大	7~14 天	同 AURI
变应性鼻炎	非感染性	季节性或全年	鼻塞、鼻及咽部发痒、流清水涕、喷嚏	鼻黏膜苍白、水肿或呈紫色	不定	鼻分泌物涂片可见嗜酸性粒细胞计数增多
急性细菌性鼻窦炎	肺炎链球菌、金黄色葡萄球菌等	秋冬和春季	鼻窦部疼痛、鼻塞、流脓鼻涕、嗅觉减退、发热	鼻窦部压痛	>10 天	鼻窦引流物培养可见致病菌
链球菌性扁桃体咽炎	以 A 群 β 型溶血性链球菌为主	冬春季	咽痛、吞咽困难、发热、全身不适	扁桃体肿大,猩红热样皮疹	7 天	咽扁桃体拭子培养可见 A 群 β 型溶血性链球菌

七、治疗和处理

处理原则:AURI 具有一定自限性,症状较轻,无须药物治疗;症状明显影响患儿生活则可服药,以对症治疗为主,并注意休息、适当补充水分、避免继发细菌感染等。临床上应避免对 AURI 患儿重复用药、不恰当联合用药和盲目用药。例如:①含退热成分的复方感冒制剂与退热药联用;②给无发热患儿使用含退热成分的复方感冒制剂;③同时服用两种以上感冒药等,以致超量用药并增加不良反应。中成药需辨证施治,不建议同时服用两种以上功用类似的中成药。

1. 一般治疗　适当卧床休息,多饮水,清淡饮食,保持鼻、咽及口腔卫生。药物治疗首选口服途径,避免盲目静脉补液。静脉补液用于以下情况:①因感冒导致患儿原有基础疾病加重,或出现并发症而需要静脉给药;②因患儿严重腹泻或高热导致脱水、电解质紊乱;③因胃肠不适、呕吐而进食甚少。

2. 药物治疗

(1) 解热镇痛药:该类药物针对 AURI 患儿的发热、咽痛和全身酸痛等症状。该类药物包括对乙酰氨基酚、布洛芬等,通过减少前列腺素合成,使体温调节中枢的调定点下调,周围血管扩张、出汗散热而发挥解热作用。患儿体温>38.5℃可按体重给药,间隔4～6 小时可重复使用,对乙酰氨基酚与布洛芬交替使用效果更佳。注意:对诊断不明者应慎用解热镇痛药以免掩盖病情而影响诊断,过量使用解热镇痛药物会损伤肝脏和消化道黏膜。阿司匹林可引起胃肠道不良反应,甚至可引起胃溃疡和胃出血,对肝、肾功能也有损害,严重者可致肾乳头坏死、肝性脑病,甚至死亡。其还可引起瑞氏综合征,并造成白细胞、血小板降低。故目前 AURI 发热已不推荐使用阿司匹林儿童制剂。尼美舒利在儿童治疗应用中已引起多起严重肝脏毒副反应,故不推荐其作为退热药物。

(2) 祛痰药:主要通过稀释痰液或液化黏痰,使之易于咳出。常用的祛痰药根据其作用方式分为 3 类。

1) 引发恶心的祛痰药:如愈创木酚甘油醚,口服后刺激胃黏膜,引起轻微的恶心,反射性地促进支气管分泌增加,使痰液变稀,易于咳出。愈创木酚甘油醚儿童常规剂量:年龄<2 岁,须遵医嘱;2～6 岁,每次 0.05～0.1 g;7～12 岁,每次 0.1～0.2 g。每日 2～3次,口服给药,饭后服用。

2) 黏液溶解剂:如 N-乙酰半胱氨酸可分解痰液的黏性成分,如黏多糖、黏蛋白,能使稠厚的痰液溶解,黏度降低而易于咳出。

3) 黏液调节剂:如氨溴索等,主要作用于气管、支气管产生黏液的细胞,促其分泌黏性低的分泌物,使呼吸道分泌物的流变性恢复正常,痰液由黏变稀,易于咳出。氨溴索儿童常规剂量(口服溶液):年龄<2 岁,每次 7.5 mg;2～5 岁,每次 7.5 mg;6～12 岁,每次15 mg;年龄>12 岁,每次 30 mg,每日 2～3 次。

(3) 止咳药:咳嗽是一种保护性反射,通过咳嗽可以排除呼吸道分泌物,以保持呼吸道的通畅和清洁。儿童尤其是小婴儿呼吸道分泌物不易排出,故使用止咳药需谨慎,多痰或肺淤血患儿应禁用。儿童必须禁用具有成瘾性的中枢止咳药,如可待因(可卡因)及含可待因成分的复方制剂。儿童使用止咳药 3～7 天若效果不明显,应做进一步检查以免漏诊、误诊。止咳药可分为中枢性止咳药和周围性止咳药,又根据其是否具有成瘾性和麻醉作用分为依赖性和非依赖性两类。

1) 依赖性止咳药:如可待因等,可直接抑制延髓中枢,止咳作用强而迅速,并具有镇痛和镇静作用,但具有成瘾性。

2) 非依赖性止咳药:如右美沙芬,作用与可待因相似,但无镇痛和镇静作用,治疗剂量对呼吸中枢无抑制作用,也无成瘾性。右美沙芬剂量:年龄<2 岁,须遵医嘱服用;2～

6 岁,每次 2.5～5 mg,每日 3～4 次;年龄 7～12 岁,每次 5～10 mg,每日 3～4 次。福尔可定口服剂量:6 月龄～2 岁,每次 2.5 mg;3～6 岁,每次 5 mg;>6 岁,每次 10 mg,每日 3 次。

(4) 抗组胺药:通过阻断组胺受体抑制小血管扩张,降低血管通透性,消除或减轻普通感冒患者的打喷嚏和流涕等症状。

1) 第 1 代抗组胺药:如马来酸氯苯那敏和苯海拉明等尚具有抗胆碱作用,有助于减少鼻咽分泌物,减轻咳嗽症状。

2) 第 2 代抗组胺药:无抗胆碱的作用。

因此,第 1 代抗组胺药(如氯苯那敏)及减充血剂(如伪麻黄碱)通常作为经典复方制剂被推荐用于普通感冒早期的对症用药。

(5) 减充血剂:能使肿胀的鼻黏膜血管收缩,以减轻鼻充血,缓解鼻塞、流涕、喷嚏等症状,减充血剂连续使用不宜超过 7 天。给药方法有鼻腔局部给药和全身口服给药,伪麻黄碱是儿科最常用的口服鼻减充血剂。注意鼻腔长期使用减充血剂有可能导致药物性鼻炎和鼻黏膜充血性反弹。

八、转诊指征及原则

社区就诊患儿出现以下情况需转诊至上级医院:①月龄 3 个月以下,发热超过 39℃;②体温>39℃,伴有呕吐或腹泻,存在中重度脱水;③有精神萎靡、烦躁、嗜睡表现;④出现皮疹或者出血点;⑤剧烈头痛,颈项强直,频繁呕吐或者前囟饱满突出;⑥呼吸困难;⑦伴有抽搐。

九、宣教与随访管理

(1) 养成健康的生活习惯,均衡膳食,睡眠充足,适度运动和避免被动吸烟。

(2) AURI 的密切接触者有被感染的可能,故要注意相对隔离。

(3) AURI 易发季节可戴口罩,避免去人多拥挤的公众场所,避免居住环境的拥挤;勤洗手。

(4) 加强锻炼,增强体质,增加抵御疾病的能力。

(5) 防治佝偻病及营养不良,提倡母乳喂养。

(黄剑峰　王立波)

11

支气管肺炎

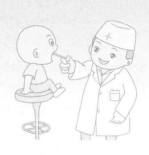

一、概述

支气管肺炎系由各种病原体或其他因素所致的累及支气管壁和肺泡的炎症,为小儿时期最常见的呼吸道疾病。2岁以内儿童多发。主要临床表现为发热、咳嗽、气促、呼吸困难等。

二、发病机制

由于气道和肺泡壁的充血、水肿和渗出,肺泡间质增厚,引起低氧血症和(或)高碳酸血症,发生呼吸衰竭,并引起其他系统的广泛损害,如心力衰竭、脑水肿、中毒性脑病、中毒性肠麻痹、消化道出血、稀释性低钠血症、呼吸性酸中毒和代谢性酸中毒等。

三、病理生理

主要变化是由于支气管、肺泡炎症引起通气和换气障碍,导致缺氧和二氧化碳潴留,从而造成一系列病理生理改变。

四、临床表现

1. 典型肺炎的临床表现

(1)发热:热型不一,多为不规则发热,也可为弛张热或稽留热。新生儿、重度营养不良患儿可不发热。

(2)咳嗽:早期为干咳,极期咳嗽可减少,恢复期咳嗽有痰。新生儿、早产儿可无咳嗽,仅表现为口吐白沫等。

(3)气促:多发生于发热、咳嗽之后,呼吸浅表、呼吸频率(respiration rate,RR)增快(<2月龄,RR>60次/分;2~12月龄,RR>50次/分;1~4岁,RR>40次/分)。需除外因发热或哭闹等因素对呼吸频率的影响。

（4）呼吸困难：呼吸频率增快，口周、鼻唇沟和指（趾）端发绀，伴辅助呼吸运动，如鼻翼翕动、点头状呼吸、三凹征等。

（5）肺部固定细湿啰音：早期可不明显或仅呼吸音粗糙或稍减低，以后可闻及固定的中、细湿啰音，于哭闹、深呼吸时更为明显。病灶融合扩大累及部分或整个肺叶时，可出现相应的肺实变体征。如果发现一侧肺有明显叩诊浊音和（或）呼吸音降低，则应考虑有无合并胸腔积液或脓胸。

2. 重症肺炎的临床表现　　重症肺炎除呼吸系统严重受累外，还可累及循环、神经和消化等系统，出现相应的临床表现。

（1）呼吸衰竭：早期表现与肺炎相同，一旦出现呼吸频率减慢或神经系统症状应考虑呼吸衰竭可能，及时进行血气分析。

（2）循环系统：可发生心肌炎、心力衰竭。肺炎合并心衰的表现为：①呼吸频率突然加快，>60 次/分；②心率突然加快，>160 次/分；③突然极度烦躁不安，明显发绀，面色苍白或发灰，指（趾）甲微血管再充盈时间延长；④心音低钝，奔马律，颈静脉怒张；⑤肝脏迅速增大；⑥少尿或无尿，颜面眼睑或双下肢水肿。

以上表现不能用其他原因解释者即应考虑心力衰竭可能。

（3）神经系统：在确认肺炎后出现下列症状与体征者，可考虑为中毒性脑病。①烦躁、嗜睡，眼球凝视；②球结膜水肿，前囟隆起；③昏迷、昏睡、惊厥；④瞳孔改变：对光反射迟钝或消失；⑤呼吸节律不整；⑥有脑膜刺激征，脑脊液检查除压力增高外，其他均正常。

在肺炎的基础上，除外高热惊厥、低血糖、低血钙及中枢神经系统感染（脑炎、脑膜炎），如有以上①②项，提示脑水肿，伴其他 1 项以上者可确诊。

（4）消化系统：轻症者常有食欲缺乏、呕吐、腹泻等，重症者可引起麻痹性肠梗阻，表现腹胀、肠鸣音消失。消化道出血时可呕吐咖啡样物，大便隐血阳性或排柏油样便。

（5）弥散性血管内凝血（disseminated intravascular coagulation，DIC）：可表现为血压下降，四肢冰凉，脉速而弱，皮肤、黏膜及胃肠道出血。

3. 住院或转院指征　　符合下列(2)(3)(7) 3 项者，需考虑重度肺炎。若具备 1 项者需收住院或转至上级医院治疗。

（1）呼吸空气条件下，血氧饱和度（SaO_2）≤0.92 或有中心性发绀。

（2）呼吸空气条件下，RR≥70 次/分（婴儿），RR≥50 次/分（年长儿），除外发热、哭闹等因素的影响。

（3）呼吸困难：胸壁吸气性凹陷、鼻翼翕动。

（4）间歇性呼吸暂停，呼吸呻吟。

（5）持续高热 3～5 天不退者或有先天性心脏病、先天性支气管肺发育不良、先天性呼吸道畸形、重度贫血、重度营养不良等基础疾病者。

（6）胸片等影像学资料证实双侧或多肺叶受累，或肺炎突变并发肺不张、胸腔积液或短期内病变进展者。

（7）拒食或伴有脱水征。

（8）家庭不能提供适当、充分的观察和监护，或2月龄以下的肺炎患儿。

五、实验室检查

1. 外周血检查

（1）血常规：细菌性肺炎通常白细胞计数升高，中性粒细胞计数增多。病毒性肺炎白细胞计数大多正常或偏低，也有少数升高者，淋巴细胞计数增高或出现变异型淋巴细胞。

（2）C反应蛋白（C-reactive protein，CRP）、降钙素原（procalcitonin，PCT）：细菌感染时血清CRP、PCT值多为上升，而非细菌感染时上升不明显。

2. 生化检查
肝肾功能、心肌酶谱、血气分析检查，可对肺炎病情轻重进行评估。

3. 病原学检查
细菌培养和涂片；病毒分离及检测；血清肺炎支原体（*Mycoplasma pneumonia*，MP）、沙眼衣原体（*Chlamydia trachomatis*，CT）和肺炎衣原体（*Chlamydia pneumonia*，CP）等特异性抗体测定。

4. 免疫功能检测
血清免疫球蛋白、CD系列（针对反复、难治性肺部感染患儿）检测。

5. 影像学检查
根据临床征象考虑肺炎的患儿，或存在呼吸困难的发热婴儿应予以胸片检查。对普通胸片检查未能显示肺炎征象而临床又高度怀疑肺炎者、胸片检查难以明确肺炎部位和范围者和需同时了解有无纵隔内病变或鉴别诊断所必需等情况下，可考虑胸部CT检查。

六、诊断与鉴别诊断

1. 诊断
支气管肺炎的诊断比较简单，一般有发热、咳嗽、气促或呼吸困难的症状，肺部有较固定的中、细湿啰音，肺部X线片见斑片状阴影可确诊。确诊后，需判断病情轻重，有无并发症，并做病原学检查，以指导治疗。

2. 鉴别诊断

（1）急性支气管炎：以咳嗽为主，一般无发热或仅有低热，肺部呼吸音粗糙或有不固定的干、湿啰音。X线片示肺纹理增多、排列紊乱。重症支气管炎有时与肺炎不易区分，应按肺炎处理。

（2）肺结核：婴幼儿活动性肺结核的症状与支气管肺炎颇相似，但肺部啰音常不明显。应根据结核接触史、结核菌素试验、血清结核抗体检测和X线胸片随访观察等加以鉴别。

（3）支气管异物：吸入异物可致支气管部分或完全阻塞而致肺气肿或肺不张，易继发感染引起肺部炎症。但多有异物吸入、突然出现呛咳病史，胸部X线检查，特别是透视有助鉴别，必要时行支气管纤维镜检查。

（4）支气管哮喘：儿童哮喘可无明显喘息发作，主要表现为持续性咳嗽，X线片示肺纹理增多、排列紊乱和肺气肿,易与本病混淆。患儿有过敏体质,肺功能检查及激发和舒张试验有助于鉴别。

七、治疗与处理

1. 抗感染治疗　大多数肺炎由细菌感染引起,或病毒、细菌混合感染,需应用抗生素治疗。

(1) 轻症肺炎:可在门诊治疗,口服抗生素治疗。

1) 1～3 月龄患儿:常见沙眼衣原体、病毒、肺炎链球菌感染,首选大环内酯类抗生素。如红霉素 30～50 mg/(kg·d),tid,口服;克拉霉素 15 mg/(kg·d),q12 h,口服;阿奇霉素 10 mg/(kg·次),qd,口服(连服 3 天,停药 4 天为一个疗程)。

2) 4 月龄～5 岁患儿:除呼吸道合胞病毒外,主要病原体为肺炎链球菌、流感嗜血杆菌和卡他莫拉菌,首选阿莫西林 20～40 mg/(kg·d),q8 h,口服。也可选择阿莫西林/克拉维酸(7:1)口服(9 月龄～2 岁,114 mg,q12 h;3～7 岁,228 mg,q12 h;8～12 岁,342 mg,q12 h;年龄>12 岁,456 mg,q12 h)、头孢羟氨苄[30～50 mg/(kg·d),q12 h,口服]、头孢克洛[20～40 mg/(kg·d),tid,口服]、头孢丙烯[15～30 mg/(kg·d),q12 h,口服]、头孢地尼[9～18 mg/(kg·d),tid,口服]等。克拉霉素、阿奇霉素作为替代选择。

3) 年龄>5 岁患儿:主要病原体除肺炎链球菌外,肺炎支原体为常见病原体,可以首选大环内酯类抗生素。若起病急、伴脓痰,应怀疑肺炎链球菌感染所致,可联合阿莫西林口服。

(2) 重度肺炎:应住院治疗,多选择静脉途径给药。可以首选下列方案之一。

1) 阿莫西林/克拉维酸(5:1)30 mg/(kg·次),q6～8 h,或氨苄西林/舒巴坦(2:1)25～75 mg/(kg·次),q6～8 h。

2) 头孢呋辛 50～100 mg/(kg·d),bid 或 tid;或头孢曲松 50～80 mg/(kg·次),qd;或头孢噻肟 50～100 mg/(kg·d),bid 或 tid。

3) 怀疑金黄色葡萄球菌肺炎者,选择苯唑西林 25～50 mg/(kg·次),q6～8 h;或氯唑西林 12.5～25 mg/(kg·次),q6～8 h。

4) 考虑合并有肺炎支原体或肺炎衣原体肺炎,可以联合使用大环内酯类+头孢曲松/头孢噻肟。

(3) 病原体明确后,根据药敏选择敏感抗生素治疗。

(4) 抗生素疗程:用药时间应持续至体温正常、全身症状明显改善、呼吸道症状部分改善后 3～5 天,一般平均 7～10 天。支原体肺炎至少用药 2～3 周。葡萄球菌肺炎在体温正常后继续用药 2～3 周,总疗程 6 周。

2. 对症治疗

(1) 氧疗:鼻导管给氧,经湿化的氧气流量为 0.5～1 L/min,氧浓度不超过 40%。缺氧明显者可用面罩给氧,氧流量 2～4 L/min,氧浓度为 50%～60%。

(2) 保持呼吸道通畅:及时清除鼻腔分泌物和吸痰,雾化吸入有助于解除支气管痉挛和水肿。必要时予以气管插管和机械通气。

（3）退热：物理降温，口服对乙酰氨基酚或布洛芬。

（4）镇静：10％水合氯醛 0.3～0.5 ml/kg 灌肠或口服；地西泮 0.1～0.3 mg/kg 肌肉注射（简称肌注）。

（5）祛痰止咳：氨溴索 15 mg/d，qd，静脉滴注（简称静滴），3～5 天。

3. 合并症及并发症的治疗

（1）心力衰竭

1）吸氧。

2）镇静。

3）强心。毛花苷 C（西地兰）：年龄＜2 岁，0.03～0.04 mg/kg；年龄≥2 岁 0.02～0.03 mg/kg。首剂用总量的 1/2，余量分 2 次，q8～12 h 后使用。地高辛：年龄＜2 岁，0.04～0.05 mg/kg；年龄≥2 岁，0.03～0.04 mg/kg（总量≤1.5 mg）。首次洋地黄化使用总量的 1/3 或 1/2，余量分 2 次，每隔 8 小时给予。洋地黄化后 12 小时可开始给予维持量。每日平均维持量为 1/5 洋地黄化量，分 2 次应用。

4）利尿：呋塞米每次 1～2 mg/kg，肌注或静脉推注（简称静推）。

5）血管活性药物：酚妥拉明 0.3～0.5 mg/(kg·次)，静滴。

（2）中毒性脑病

1）镇静止痉：10％水合氯醛 0.3～0.5 ml/(kg·次)，灌肠；或地西泮 0.3 mg/(kg·次)，肌注或静推。

2）降颅压：20％甘露醇 0.5～1 mg/(kg·次)，静推，每 4～8 小时可重复；呋塞米 1～2 mg/(kg·次)，静推。

3）抗感染：地塞米松 0.25～0.5 mg/(kg·次)，静滴。

4）头部降温。

（3）中毒性肠麻痹

1）腹部热敷、禁食、胃肠减压。

2）酚妥拉明 0.3～0.5 mg/(kg·次)，静滴。

（4）脓胸和脓气胸：应及时穿刺引流或胸腔闭式引流。

八、转诊指征及原则

（1）定期随访，治疗 48 小时无效或出现病情恶化征象时及时转诊。

（2）临床症状符合重度肺炎表现（具体见上文"住院或转院指征"）。

九、宣教与随访管理

（1）保持室内空气新鲜，并保持适当的室温（18～20℃）及相对湿度（60％左右）。保持呼吸道通畅，经常翻身更换体位，利于排痰。供给充足水分，宜给予热量丰富、含有较多维生素并易于消化吸收的食物。建议少量多餐。

（2）通常不需随访胸片检查。有肺叶不张，或有肺部圆形病灶，或症状持续者应拍胸片随访。

（3）门诊随访至不发热，无咳嗽、喘息，肺部啰音消失或明显减少。

（金婷婷　王立波）

12

支气管哮喘

一、概述

支气管哮喘(简称哮喘)是儿童时期常见的慢性呼吸道疾病,是一种以慢性气道炎症和气道高反应性为特征的异质性疾病,以反复发作的喘息、咳嗽、气促、胸闷为主要临床表现,常在夜间和(或)凌晨发作或加剧。呼吸道症状的具体表现形式和严重程度具有随时间而变化的特点,并常伴有可变的呼气气流受限。近20余年来我国儿童哮喘的患病率呈明显上升趋势。哮喘严重影响儿童的身心健康,也给家庭和社会带来沉重的精神和经济负担。

二、发病机制

哮喘发病机制多被解释为卫生假说。该假说认为,过敏性疾病可能因儿童早期的感染性疾病、与年长同胞间的不洁接触造成的感染传播,或出生前获得的感染所抑制,而现代社会的过度清洁,减少了微生物对婴儿免疫系统的刺激,使得非成熟免疫应答持续存在,结果造成 Th1 和 Th2 细胞失衡,最终导致特应性。卫生假说虽被广泛用于解释哮喘发病机制,但至今仍然只获得有限证据。另外,呼吸道病毒感染性疾病是否直接导致哮喘,或者使潜在的哮喘急性加重,抑或两者同时存在,目前研究尚不明确。

三、病理生理

1. 气道慢性炎症 目前已达成共识,哮喘是气道慢性炎症性疾病。病理表现主要包括以下。

(1)气道黏膜大量炎症细胞浸润,主要为嗜酸性粒细胞、肥大细胞、中性粒细胞、嗜碱性粒细胞等。上述细胞能合成并释放多种炎症介质,如白三烯、血小板活化因子、组胺、前列腺素、嗜酸性粒细胞阳离子蛋白等。

(2)气道上皮细胞损伤与脱落,纤毛细胞有不同程度损伤,甚至坏死。气道损伤引起气道高反应。

（3）气道黏液栓形成：哮喘患者的黏液腺体积较大，较正常人增大近2倍，气道炎症使血管通透性增加，炎性渗出增多造成气道黏膜充血、水肿，黏液滞留形成黏液栓。

（4）气道神经支配：局部轴反射传入纤维的刺激，引起神经肽类释放，可刺激气道平滑肌收缩，黏膜肿胀，黏液分泌增加。

（5）气道重塑：气道壁增厚，黏膜水肿，胶原蛋白沉着，基底膜增厚。

2. 气道高反应　　正常人的气道对含量较低的各种物理、化学、药物以及变应原等刺激并不发生收缩反应或仅有微弱的反应。而哮喘患者的气道在慢性炎症和损伤、平滑肌功能改变和缺陷的基础上，则可发生过度的收缩反应，引起气道管腔狭窄和气道阻力明显增高，被称为气道高反应。气道高反应是支气管哮喘主要的病理生理特征。

四、临床表现

1. 症状

（1）典型症状：为反复发生的喘息、气促、胸闷或咳嗽。常在夜间和（或）清晨发作、加剧；或可追溯与某种变应原或刺激因素有关，时有突发突止现象。若并发变应性鼻炎，发作前常伴有流清水样鼻涕、打喷嚏、鼻痒、眼痒、鼻塞等过敏性鼻炎症状或感冒样症状。除变应原以外还有其他多种诱发因素，如冷空气，物理或化学性刺激，病毒性上、下呼吸道感染，运动，药物或食物添加剂，吸烟或过度情绪激动，胃食管反流等。严重发作的患儿因气促而不能整句说话，行走和平卧均有呼吸困难，多端坐呼吸；病情危重者可出现呼吸暂停、谵妄，甚至昏迷。

（2）不典型症状：有相当部分的哮喘患儿无典型的发作症状，往往在体育运动或体力活动时，出现乏力、呼吸急促或胸闷；婴幼儿常表现为哭闹及玩耍后出现喘息和喘鸣声；或在食入过甜或其他刺激性食物后咳嗽剧烈；或仅在夜间和清晨咳嗽，呼吸道感染予以抗生素或镇咳药物治疗无效；或反复发生的感冒样症状深入下呼吸道超过10天以上；或多次呼吸道感染，对使用了支气管舒张剂或其他抗哮喘治疗后症状改善者，应注意哮喘的可能。

2. 体征

（1）急性发作期：可见呼吸频率增快，心率加快；中至重度哮喘吸气时出现三凹征、颈静脉怒张。叩诊两肺呈鼓音，并有膈下移，致使有时可能触到肝、脾。此时呼吸音减弱，全肺可闻及喘鸣音及干啰音，严重病例两肺可听不到呼吸音，尤其处于哮喘持续状态时。由于严重低氧血症引起肺动脉痉挛，使右心负荷增加，常导致心力衰竭。由上呼吸道感染引起者，肺部常可闻及干、湿啰音，并伴发热、白细胞计数增多等现象。有过敏性鼻炎者发作前可先有鼻痒、打喷嚏、干咳，然后出现喘憋；对食物高度敏感者，大多不发热，除发生哮喘症状外常有口唇及面部水肿、呕吐、腹痛及荨麻疹等症状。如对食物敏感度较轻，则发生症状较迟。轻度哮喘发作间歇期可以完全无症状，并在体检时可以无任何体征。桶状胸是慢性严重持续哮喘气道阻塞的表现。在合并感染时痰量较多，炎性分泌物阻塞可导致肺不张,大多见于右肺中叶,有的发展为支气管扩张,偶见合并纵隔气肿和气胸。

（2）非急性发作期：多无明显体征,但在相当一部分合并变应性鼻炎的患儿表现为眼周皮肤青紫（又称过敏性眼影）,或常年流涕、鼻痒、用手掌揉搓鼻部等。慢性重度持续患者可出现桶状胸、杵状指等缺氧体征或生长发育受限。

五、实验室检查

1. 肺通气功能检测　　是诊断哮喘的重要手段,也是评估哮喘病情严重程度和控制水平的重要依据。哮喘患者主要表现为阻塞性通气功能障碍,且为可逆性。

2. 过敏状态检测　　吸入变应原致敏是儿童发展为持续性哮喘的主要危险因素,儿童早期食物致敏可增加吸入变应原致敏的风险性。对于所有反复喘息怀疑哮喘的儿童,均推荐进行变应原皮肤点刺试验或血清变应原特异性 IgE 测定,以了解患者的过敏状态,协助哮喘诊断。外周血嗜酸性粒细胞分类计数对过敏状态的评估有一定价值。

3. 呼出气一氧化氮（FeNO）　　FeNO 水平与过敏状态密切相关。有研究显示,反复喘息和咳嗽的学龄前儿童,上呼吸道感染后如 FeNO 水平持续升高＞4 周,可作为学龄期哮喘的预测指标。连续监测 FeNO 有助于评估哮喘的控制水平和指导优化哮喘治疗方案的制定。

4. 胸部影像学检查　　哮喘诊断评估时,在没有相关临床指征的情况下,不建议进行常规胸部影像学检查。反复喘息或咳嗽儿童,怀疑哮喘以外其他疾病,如气道异物、结构性异常（如血管环、先天性气道狭窄等）、慢性感染（如结核）以及其他有影像学检查指征的疾病时,依据临床线索所提示的疾病选择进行胸部 X 线平片或 CT 检查。

5. 支气管镜检查　　反复喘息或咳嗽儿童,经规范哮喘治疗无效,怀疑其他疾病,或哮喘合并其他疾病,如气道异物、气道局灶性病变（如气道内膜结核、气道内肿物等）和先天性结构异常（如先天性气道狭窄、食管-气管瘘等）,应考虑予以支气管镜检查以进一步明确诊断。

6. 哮喘临床评估工具　　基于临床表现进行哮喘控制状况的评估,临床常用的哮喘评估工具有：哮喘控制测试、儿童哮喘控制测试（适用于 4～11 岁儿童）、哮喘控制问卷和儿童呼吸和哮喘控制测试等。

六、诊断与鉴别诊断

哮喘的诊断主要依据呼吸道症状、体征及肺功能检查,证实存在可变的呼气气流受限,并排除可引起相关症状的其他疾病。

（1）反复喘息、咳嗽、气促、胸闷,多与接触变应原、冷空气、物理、化学性刺激、呼吸道感染、运动以及过度通气（如大笑和哭闹）等有关,常在夜间和（或）凌晨发作或加剧。

（2）发作时双肺可闻及散在或弥漫性、以呼气相为主的哮鸣音，呼气相延长。

（3）上述症状和体征经抗哮喘治疗有效，或自行缓解。

（4）除外其他疾病所引起的喘息、咳嗽、气促和胸闷。

（5）临床表现不典型者（如无明显喘息或哮鸣音），应至少具备以下 1 项。

1）证实存在可逆性气流受限。①支气管舒张试验阳性：吸入速效 β_2 受体激动剂（如沙丁胺醇压力定量气雾剂 $200\sim400\ \mu g$）后 15 分钟第 1 秒用力呼气量（FEV_1）增加≥12%；②抗感染治疗后肺通气功能改善：给予吸入糖皮质激素和（或）抗白三烯药物治疗 $4\sim8$ 周，FEV_1 增加≥12%。

2）支气管激发试验阳性。

3）最大呼气峰流量（peak expiratory flow，PEF）日间变异率（连续监测 2 周）≥13%。

符合第（1）～（4）条或第（4）、（5）条者，可诊断为哮喘。

咳嗽变异性哮喘（cough variant asthma，CVA）的诊断：CVA 是儿童慢性咳嗽常见原因之一，以咳嗽为唯一或主要表现。诊断依据：①咳嗽持续＞4 周，常在运动、夜间和（或）凌晨发作或加重，以干咳为主，不伴有喘息；②临床无感染征象，或经较长时间抗生素治疗无效；③抗哮喘药物诊断性治疗有效；④排除其他原因引起的慢性咳嗽；⑤支气管激发试验阳性和（或）PEF 日间变异率（连续监测 2 周）≥13%；⑥个人或一、二级亲属有过敏性疾病病史，或变应原检测阳性。

以上第①～④项为诊断基本条件。

哮喘需与其他喘息性疾病和呼吸困难相鉴别，如百日咳、支气管异物、心源性哮喘、肺结核等（表 12-1～表 12-3）。

表 12-1　哮喘急性发作严重度分级（≥6 岁）

临床特点	轻度	中度	重度	危重度
气短	走路时	说话时	休息时	
体位	可平卧	喜坐位	前弓位	
讲话方式	能成句	成短句	说单字	难以说话
精神意识	可有焦虑、烦躁	常焦虑、烦躁	常焦虑、烦躁	嗜睡、意识模糊
辅助呼吸肌活动及三凹征	常无	可有	通常有	胸腹反常运动
哮鸣音	散在，呼气末期	响亮、弥漫	响亮、弥漫、双相	减弱乃至消失
脉率	略增加	增加	明显增加	减慢或不规则
PEF 占正常预计值或本人最佳值的百分数（%）	>80	SABA 治疗前：>50~80；SABA 治疗后：>80	SABA 治疗前：≤50；SABA 治疗后：≤60	
血氧饱和度（吸空气）		0.90~0.94	<0.90	

注：①幼龄儿童较年长儿和成人更易发生高碳酸血症（低通气）；②判断急性发作严重度时，只要存在某项严重程度的指标，即可归入该严重度等级

表 12 - 2 哮喘急性发作严重度分级(<6 岁)

症状	轻度	重度*
精神意识改变	无	焦虑、烦躁、嗜睡或意识不清
血氧饱和度(治疗前)**	>0.94	<0.92
讲话方式***	能成句	说单字
脉率	<100 次/分	>200 次/分(0~3 岁)
		>180 次/分(4~5 岁)
发绀	无	可能存在
哮鸣音	存在	减弱,甚至消失

注:*判断重度发作时,只要存在一项就可归入该等级;**血氧饱和度是指在吸氧和支气管舒张剂治疗前的测得值;***需要考虑儿童的正常语言发育过程

表 12 - 3 儿童哮喘症状控制水平分级

年龄	评估项目		哮喘症状控制水平		
			良好控制	部分控制	未控制
≥6 岁	在过去的 4 周:				
	日间症状>2 次/周				
	夜间因哮喘憋醒		无	存在 1~2 项	存在 3~4 项
	应急缓解药使用>2 次/周				
	因哮喘而出现活动受限				
<6 岁	在过去的 4 周:				
	持续至少数分钟的日间症状>1 次/周				
	夜间因哮喘憋醒或咳嗽		无	存在 1~2 项	存在 3~4 项
	应急缓解药使用>1 次/周				
	因哮喘而出现活动受限(较其他儿童跑步/玩耍减少,步行/玩耍时容易疲劳)				

七、治疗和处理

哮喘控制治疗应尽早开始。要坚持长期、持续、规范、个体化治疗原则。治疗包括:①急性发作期,快速缓解症状,如平喘、抗感染治疗;②慢性持续期和临床缓解期,防止症状加重和预防复发,如避免触发因素、抗感染、降低气道高反应性、防止气道重塑,并做好自我管理。

1. 急性期治疗　哮喘急性发作需在第一时间内予以及时恰当的治疗,以迅速缓解气道阻塞症状。

(1) 基本治疗:吸氧、休息、清淡饮食、必要的液体摄入。

(2) 吸入速效 β_2 受体激动剂或联合吸入抗胆碱能制剂,必要时可应用氨茶碱及硫酸镁。

(3) 早期应用大剂量吸入性糖皮质激素可能有助于哮喘急性发作的控制,可选用雾化吸入布地奈德悬液 1 mg/次,或丙酸倍氯米松混悬液 0.8 mg/次,每 6~8 小时 1 次,但病情严重时不能以吸入治疗替代全身糖皮质激素治疗,以免延误病情。

（4）抗感染治疗：应用于有合并感染者。

2. 长期治疗方案　　根据年龄分为年龄≥6岁和<6岁儿童哮喘的长期治疗方案，分别分为5级和4级，从第2级开始的治疗方案中都有不同的哮喘控制药物可供选择（图12-1和图12-2）。对以往未经规范治疗的初诊哮喘患儿，参照哮喘控制水平，选择第2级、第3级或第4级治疗方案。在各级治疗中，每1～3个月审核一次治疗方案，根据病情控制情况适当调整治疗方案。如哮喘控制，并维持至少3个月，治疗方案可考虑降级，直至确定维持哮喘控制的最小剂量。如部分控制，可考虑升级或越级治疗直至达到控制。但升级治疗之前首先要检查患儿吸药技术、遵循用药方案的情况、变应原回避和其他触发因素等情况，还应该考虑是否诊断有误，是否存在鼻窦炎、变应性鼻炎、儿童睡眠呼吸暂停综合征、胃食管反流和肥胖等导致哮喘控制不佳的共存疾病。

在儿童哮喘的长期治疗方案中，除每日规则地使用控制治疗药物外，根据病情按需使用缓解药物。吸入型速效 β_2 受体激动剂是目前最有效的缓解药物，是所有年龄儿童急性哮喘的首选治疗药物。在中重度哮喘，或吸入型速效 β_2 受体激动剂单药治疗效果不佳时，也可以选择联合吸入抗胆碱能药物作为缓解药物，以增强疗效。年龄≥6岁儿童如果使用含有福莫特罗和布地奈德单一吸入剂进行治疗时，可作为控制药物和缓解药物应用。

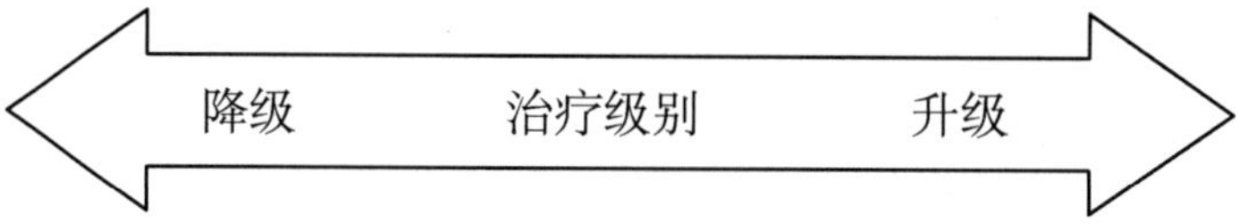

干预措施		第1级	第2级	第3级	第4级	第5级
非药物干预		哮喘防治教育、环境控制				
缓解药物		按需使用速效 β_2 受体激动剂				
控制药物	优选方案	一般不需要	低剂量ICS	低剂量ICS/LABA	中高剂量ICS/LABA	中高剂量 ICS/LABA＋LTRA 和（或）缓释茶碱＋口服最低剂量糖皮质激素
	其他方案		● LTRA ● 间歇（高）剂量ICS	● 低剂量ICS＋LTRA ● 中高剂量ICS ● 低剂量ICS＋缓释茶碱	● 中高剂量ICS＋LTRA ● 中高剂量ICS＋LTRA或缓释茶碱 ● 中高剂量 ICS/LABA＋LTRA或缓释茶碱	● 中高剂量ICS/LABA＋LTRA 和（或）缓释茶碱＋口服最低剂量糖皮质激素 ● 中高剂量 ICS/LABA＋LTRA 和（或）缓释茶碱＋抗IgE治疗*

* 抗IgE治疗适用于年龄≥6岁儿童
ICS：吸入型糖皮质激素
LABA：吸入型长效 β_2 受体激动剂
LTRA：白三烯受体拮抗剂

图12-1　年龄≥6岁儿童哮喘的长期治疗方案

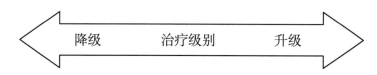

干预措施		第 1 级	第 2 级	第 3 级	第 4 级
非药物干预		哮喘防治教育、环境控制			
缓解药物		按需使用速效 β_2 受体激动剂			
控制药物	优选方案	一般不需要	低剂量 ICS	中剂量 ICS	中高剂量 ICS＋LTRA
	其他方案		● LTRA ● 间歇（高）剂量 ICS	● 低剂量 ICS＋LTRA	● 中高剂量 ICS＋缓释茶碱 ● 中高剂量 ICS/LABA ● 中高剂量 ICS＋LTRA（或 LABA）与口服最低剂量糖皮质激素

图 12 - 2　年龄＜6 岁儿童哮喘的长期治疗方案

八、转诊指征及原则

（1）疑似哮喘需进一步检查确诊者。

（2）哮喘按原方案治疗控制不佳，需调整剂量者。

（3）哮喘经规范治疗后欲停药者。

（4）哮喘中重度急性发作者。

九、宣教与随访管理

1. 宣教内容　包括哮喘的早期预防如母亲怀孕及婴儿出生后应避免接触吸烟环境，鼓励母乳喂养，出生 1 年内婴儿尽量避免滥用广谱抗生素；了解哮喘的发病知识如哮喘的本质和发病机制，避免触发、诱发哮喘发作的各种因素，哮喘加重的先兆、发作规律及相应家庭自我处理方法，如何自我监测并掌握 PEF 的测定方法，记哮喘日记；了解各种长期控制及快速缓解药物的作用特点、药物吸入装置使用方法（特别是吸入技术）及不良反应的预防和处理对策；哮喘发作的征象、应急措施和急诊指征。

2. 建立医师与患儿及家属间的伙伴关系　通过建立哮喘之家、哮喘俱乐部、哮喘联谊会等组织，让哮喘患儿及其亲属对哮喘防治有正确、全面的认识和良好的依从性，坚持治疗，有问题及时沟通。

3. 建立哮喘专科病历　建立哮喘患儿档案、制订长期防治计划，定期（1～3 个月）随访。随访内容包括检查哮喘日记，检查吸入药技术是否正确，监测肺功能。评估哮喘控制情况，维持用药情况，指导治疗。

（黄剑峰　王立波）

13

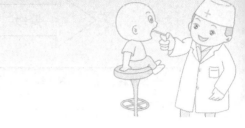

先天性心脏病

一、概述

先天性心脏病（简称先心病）是胚胎发育时期各种原因导致的心脏和大血管发育畸形，占我国常见出生缺陷的 1/3，发病率约 8‰。其中 1/4 需要在新生儿期或婴儿早期干预，属于危重先心病。

二、发病机制

1. 遗传因素

（1）染色体数目异常：如 21-三体综合征患儿中有 50％合并完全性房室隔缺损，而完全性房室隔缺损患儿中有 75％是 21-三体综合征患儿，其他如 18-三体综合征、13-三体综合征等也多伴有先心病。

（2）染色体结构异常：也是导致先心病的原因之一，如很多圆锥动脉干发育异常与 22q11 微缺失有关。

（3）约 3％的先心病是单基因遗传性疾病，而 90％的先心病是多基因遗传性疾病。

2. 环境因素

（1）早孕期病毒感染：如风疹病毒、巨细胞病毒、弓形体、微小病毒 B19 感染。

（2）孕期用药：孕早期应用降糖药、治疗甲状腺功能亢进药、抗惊厥药、避孕药、含有丁二抗敏安的止吐剂、抗癌药、锂剂、阿司匹林、四环素、维 A 酸、叶酸拮抗药物等都可能增加先心病的风险。孕早期使用可卡因、大麻、去氧麻黄碱等毒品也可导致心脏复杂畸形。

（3）物理、化学因素：孕前或孕早期接触有毒化学物质如农药、染料、油漆、涂料、有机溶剂等均增加先心病发病的风险。孕早期发烧或遭受射线辐射也可能增加胎儿先心病发生概率，但目前绝大多数研究显示电磁场暴露对妊娠结局没有明显不利影响。

（4）生活习惯和环境：孕早期大量吸烟和饮酒会增加胎儿先心病的风险。高原地区先心病（尤其是动脉导管未闭）的发病率高于平原地区。空气中的有毒气体（如一氧化碳、二氧化氮、空气动力学直径＜10 μm 颗粒和臭氧的区域)也是重要的致畸因素。

(5) 其他因素:高龄、早孕期有精神刺激、糖尿病和肥胖孕妇也是胎儿先心病发生的可能风险因素之一。

三、病理生理学分类

先心病有许多分类方法。国际先天性心脏外科命名和数据库计划根据先心病的解剖节段分类,建立跨地域和专业学科的统一命名,但其复杂程度并不适用于非心脏专科医师。临床医师多根据临床表现,将先心病分为发绀型和非发绀型两大类,再根据病理生理学进一步细分(表 13 - 1)。发绀型先心病主要由于右向左分流、肺血减少、氧合与非氧合血在心内混合所致;非发绀型先心病是左向右分流性病变(肺血增多型)和梗阻性病变(肺血正常)。这种传统分类方法简单实用,但仍有其缺陷。因为患儿的症状并非一成不变,症状描述仅代表患儿在某一时段的情况,而不是心脏畸形本身。许多病变的分流方向也与肺血管阻力的变化有关。

表 13 - 1 先心病的病理生理学分类和发病率

非发绀型先心病	发绀型先心病(复杂混合畸形)
肺血增多型(左向右分流)	**肺血减少型(右向左分流)**
室间隔缺损(20%)	法洛四联症(10%)
房间隔缺损(10%)	右室双出口伴肺动脉瓣狭窄
动脉导管未闭(10%)	肺动脉闭锁(5%)
房室间隔缺损(2%~5%)	三尖瓣闭锁(3%)
主肺动脉窗	Ebstein 畸形(三尖瓣下移畸形)(0.5%)
右心系统梗阻	**肺血增多型**
肺动脉瓣狭窄(10%)	完全性大动脉转位(5%~8%)
肺动脉瓣上狭窄和(或)分支肺动脉狭窄	右室双出口不伴肺动脉瓣狭窄
左心系统梗阻	完全性肺静脉异位引流(2%)
主动脉弓缩窄(10%)	永存动脉干(3%)
主动脉瓣狭窄(10%)	左心发育不良综合征(2%)
主动脉弓离断(1%)	

四、临床表现

临床症状和体征取决于先心病的严重程度。

1. 重症先心病　需要在婴儿期干预的先心病。如所有发绀型先心病、动脉导管依赖型先心病、左向右分流量大的简单先心病。主要引起严重发绀和心力衰竭的症状和体征。

(1) 症状:多在出生后数天或数月内出现,包括口周、鼻尖或甲床发绀;呼吸急促、眼睑及下肢水肿、生长发育迟缓、喂养困难、反复呼吸道感染或肺炎、晕厥等。婴儿期以后可出现蹲踞现象。

（2）体征：合并心衰时多有肝脏增大，肝颈静脉回流征阳性。杵状指（趾）多在发绀后数月或 1～2 年逐渐显现。若有心前区隆起伴抬举性搏动常提示右心室扩大，肺动脉第 2 心音亢进提示有肺动脉高压。心脏杂音程度不一，少数重症先心病可无杂音，但多合并脉搏血氧饱和度（SpO$_2$）降低。

2. 轻症先心病　无需在婴儿期干预的先心病。如左向右分流量小的简单先心病、轻中度瓣膜狭窄等。

（1）症状：多在儿童后期、青春期或成人期才出现症状，也可能终身没有症状。多数患儿因体检有心脏杂音或胸片、心动图检查提示异常而进一步检查。若出现症状可能包括：运动后易疲劳或呼吸急促、反复呼吸道感染、胸闷等。

（2）体征：生长发育多正常或略有迟缓。多数患儿有心脏杂音（中小型房间隔缺损可无杂音），杂音随病变不同而表现部位、性质不同；主动脉缩窄可发现血压增高或股动脉搏动减弱，动脉导管未闭或主动脉瓣关闭不全时可出现脉压增宽或存在毛细血管搏动征。

五、辅助检查

1. 脉搏血压饱和度测量仪（脉氧仪）　是新生儿危重先心病筛查的重要手段，若右手和任一下肢的 SpO$_2$ 均<95％或右手与下肢 SpO$_2$ 的差值>3％提示可能存在危重先心病。需要行超声心动图检查。

2. 血常规检查　发绀型先心病多存在红细胞、血红蛋白和红细胞比容增高。

3. 胸片检查　轻症先心病可能无异常，其他可能表现为心脏位置改变、心影增大、特殊轮廓（如"靴形心""蛋形心""雪人征""弯刀征"），肺血增多或减少。

4. 心电图检查　可反映有无合并心律失常、心脏位置、房室有无肥厚、心肌病变及心脏传导系统情况。

5. 超声心动图检查　是先心病最重要的无创诊断方法，直接显示心脏内部和大血管解剖结构、心脏功能和血流动力学信息。包括胎儿超声心动图、经胸超声心动图、经食道超声心动图检查。绝大部分先心病患儿可通过超声心动图检查确定诊断，部分复杂畸形尤其是大血管畸形或合并严重肺动脉高压者需进一步其他影像学检查。

6. 心脏 CT 和心脏 MRI 检查　对心脏外血管（如肺动脉、肺静脉、主动脉及分支、体肺侧枝、动静脉畸形）的显示优于超声心动图检查，越来越多地被应用于儿童先心病的诊断中。

7. 心导管检查和心血管造影检查　相比无创检查手段能更准确地判断血流动力学，是对部分先心病进一步明确诊断和判断手术可行性的重要有创检查手段。

六、诊断与鉴别诊断

临床医师可参照上述先心病分类标准、临床症状和体征，根据所在机构实际情况选择心电图、胸片或脉氧仪等辅助检查,就可对患儿有无先心病、先心病类型以及严重程度做出大致判断。最终通过超声心动图检查确诊。

七、治疗与处理

部分无血流动力学意义的轻症先心病(如小型间隔缺损、细小动脉导管未闭、轻度瓣膜狭窄)无需治疗,可定期随访。多数先心病患儿需要接受内科介入治疗或外科手术治疗。部分患儿若有先心病合并症,如心力衰竭、重度肺动脉高压,则需要先接受药物治疗,在临床情况好转经评估后才能接受手术。

1. 药物治疗　口服利尿剂(呋塞米)、血管扩张剂(卡托普利或依那普利)和洋地黄类制剂(地高辛)可用于缓解充血性心力衰竭症状。若发生重症心力衰竭则需要选用静脉利尿剂、正性肌力药物和血管活性药物(如毛花苷C、多巴酚丁胺、米力农、去甲肾上腺素和肾上腺素);肺动脉高压靶向药物(西地那非或波生坦)可缓解部分患儿的肺动脉高压,为手术创造条件。对于新生儿动脉导管依赖型先心病则需要及时应用前列腺素 E_1 维持动脉导管开放,而早产儿粗大动脉导管则需要通过布洛芬或吲哚美辛促进动脉导管闭合。常用口服药物剂量见表 13-2。

表 13-2　先心病合并心功能不全或肺高压的常用口服药物

药物	剂　量	
呋塞米	1~2 mg/(kg·次),每 6~12 小时 1 次	
氢氯噻嗪	1~2 mg/(kg·d),分 1~2 次	
螺内酯	1~3 mg/(kg·d),每 6~12 小时 1 次	
卡托普利	婴儿:0.3~2.5 mg/(kg·d),每 8~12 小时 1 次 儿童:0.3~6 mg/(kg·d),每 8~12 小时 1 次	
依那普利	0.05~0.1 mg/(kg·次),每天 1~2 次[最大剂量 　0.5 mg/(kg·d)]	
地高辛	饱和量(分 3 次) 早产儿:20 μg/kg 足月新生儿:30 μg/kg 1 月龄~2 岁:40~50 μg/kg 年龄 3~10 岁:30~40 μg/kg 年龄>10 岁且体重<100 kg:10~15 μg/kg	维持量为饱和量的 25%~ 30%,分 2 次
西地那非	新生儿:每次 0.25~1 mg/kg,bid~qid 婴儿及儿童:每次 0.25~1 mg/kg,q4~6 h 成年人:20 mg,tid	
波生坦	<20kg:31.25 mg, bid 20~40kg:62.5 mg, bid >40kg:125 mg, bid 成年人:125 mg, bid	

2. 内科介入治疗　即在 X 线透视和(或)超声引导下,通过动脉和(或)静脉途径进入心脏或大血管,使用专门的器械对心脏和血管病变进行治疗的技术。最常使用的血管

途径是股动脉和股静脉。目前介入治疗的病种包括房间隔缺损、室间隔缺损、动脉导管未闭、肺动脉瓣狭窄、主动脉瓣狭窄、主动脉缩窄、肺动脉狭窄、冠状动脉瘘、复杂先心病的镶嵌治疗等。与外科手术相比,介入治疗具有创伤小、麻醉浅、术后恢复快和无瘢痕等优势。

3. 外科手术治疗　多数复杂先心病和部分不符合介入治疗适应证的简单先心病需要外科治疗。手术方式包括姑息手术和根治手术。

(1) 姑息手术:常常是减轻症状而没有从解剖上根本纠正。目的是通过改变某些血流动力学和病理生理以改善患儿临床症状,使患儿低氧血症、肺充血改善,有利于患儿继续生长直至完成根治手术。如通过体肺分流、右室流出道疏通增加肺血;肺动脉环缩减少肺血;双向腔肺分流增加肺血同时减轻心脏负荷。

(2) 根治手术:虽然姑息手术在一些复杂先心病的治疗中仍有不可替代的作用。但随着心外科技术的提高,姑息手术的使用率已明显降低。多数复杂先心病在婴幼儿期已能行根治术,主要畸形和病理生理均能得到纠正。

八、转诊指征及原则

(1) 无症状,但有明显心脏杂音($\geqslant 3/6$ 级)和(或)SpO_2 异常(右手和下肢的 SpO_2 均$<95\%$或右手与下肢 SpO_2 的差值$>3\%$)。

(2) 有先心病相关症状,如发绀、气促、喂养困难、体重不增、活动量下降、蹲踞现象等。

(3) 有临床意义的心律失常,如频发期前收缩(早搏)、室上性或室性心动过速、Ⅱ度及以上房室传导阻滞、严重心动过缓等。

九、宣教与随访管理

(1) 建议每个出生的新生儿接受重症先心病的筛查(心脏听诊＋脉氧测定),对于重症先心病建议早期手术以改善预后。

(2) 膳食均衡,保持合理体重,在心脏专科医师指导下参与适当的有氧运动并定期随访(根据先心病的严重程度)。

(3) 做好口腔护理以减少感染性心内膜炎风险,在有创操作前需咨询心脏专科医师是否需要预防性使用抗生素(根据先心病的严重程度)。

(4) 患有轻度先心病的儿童(如室间隔缺损、房间隔缺损及动脉导管未闭),若心功能正常且无其他接种禁忌(如合并免疫异常)时,应按照免疫程序接种疫苗以预防感染。而对于复杂先心病患儿,尤其合并严重心力衰竭或缺氧症状时应禁止接种,可选择在手术治疗后 3～6 个月,且复查心功能正常后再补接种。

(赵趣鸣　刘　芳)

14

泌 尿 道 感 染

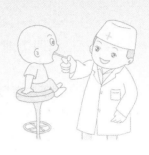

一、概述

泌尿道感染(urinary tract infection，UTI)是指病原微生物侵入泌尿道引起的局部组织侵袭和炎症。感染可累及上、下尿路。上尿路感染或肾盂肾炎累及肾实质，引起全身(发热)和局部症状(腰痛)；下尿路感染或膀胱炎局限于膀胱，并不涉及肾脏，引起尿频或排尿困难，通常无发热，常见于成人和年长儿。

二、发病机制

1. 易感因素

(1) 生理特点：婴幼儿使用尿布，尿道口易受粪便污染，特别是女孩尿道短，外阴防卫能力差，感染的风险更大，更易引起上行感染。

(2) 年幼儿可通过血行或上行感染。

(3) 膀胱排空障碍(先天性泌尿道畸形及尿路梗阻)：如肾盂输尿管连接处狭窄、肾积水、后尿道瓣膜、多囊肾、神经源性膀胱和肾结石等均可引起排泄不畅导致继发感染。

(4) 膀胱输尿管反流：细菌随反流上行引起感染，可导致反流性肾病及肾瘢痕的形成，甚至导致肾功能不全。

(5) 需经常使用导尿管。

(6) 包皮环切状态：年龄<1岁未包皮环切的男孩UTI的风险增加。

2. 致病菌

(1) 儿童中>80%的UTI由大肠杆菌引起。

(2) 其他比较普遍的致病菌：克雷白杆菌、金黄色葡萄球菌、奇异变形杆菌。

(3) 更少见的致病菌：肠球菌、B组溶血性链球菌、柠檬酸杆菌属、假单胞菌属、金黄色葡萄球菌、沙门菌属、腐生葡萄球菌(青少年)。

(4) 病毒或真菌感染也可导致UTI。

三、病理生理

源于患者自身肠道菌群的致病菌首先定殖到尿道周围，然后上升至膀胱，开始增生并组织侵袭，细菌毒素趋化、激活中性粒细胞，使其释放氧自由基、溶酶体内容物，引起组织损伤、死亡及以后的纤维化和瘢痕形成。

四、临床表现

1. 新生儿

（1）以全身症状为主：如发热、呕吐、嗜睡、激惹。

（2）多数小儿可有喂养困难、生长迟缓。

（3）偶见腹胀、黄疸、血尿、尿液异味。

2. 婴幼儿

（1）以全身症状为主，通常只有发热。

（2）尿频、尿急、尿痛等排尿症状随年龄的增长逐渐明显，可有腹痛、腰痛、呕吐。

（3）偶见易激惹、喂养困难、昏睡、尿液异味、生长迟缓或黄疸。

3. 年长儿

（1）下尿路典型症状：包括尿频、尿急、排尿困难、耻骨上不适感、血尿、尿液异味，全身症状不明显。

（2）上尿路典型症状：包括发热、寒战、恶心、腰部疼痛。

五、实验室检查

1. 尿常规　清洁尿离心沉渣中白细胞≥5 个/高倍视野（HPF），需考虑 UTI。蛋白尿多不严重，部分患儿可有血尿或终末血尿。取样要求：尿液标本须新鲜，保存时间室温下不超过 1 小时，或冷藏下 4 小时（强调应在使用抗生素之前完成尿液标本的采集）。

2. 中段尿培养及菌落计数　尿培养及菌落计数是诊断泌尿道感染的主要依据。无菌采集尿培养的方法如下：年幼儿膀胱导尿（或耻骨上穿刺术）；年长儿可配合采用中段尿培养；标本若从尿道口集尿袋中获得，其污染率较高。尿培养具有一定的假阳性率，与集尿袋或微生物导致的尿液污染有关。

3. 白细胞酯酶（human leukocyte esterase, LE）　提示尿液中存在白细胞。中等或大量的 LE 及亚硝酸盐提示 UTI。

4. 肾功能检测　包括血肌酐、尿素氮，对于常规的 UTI 不需要行肾功能检查，但对于反复的 UTI 或是肾脏畸形还是需要检查。

5. 影像学检查

（1）泌尿系统 B 超检查：无创，可发现先天发育异常，如肾积水、多囊肾。

（2）肾核素显影剂二巯丁二酸（dimercaptosuccinic acid，DMSA）检查：需核素示踪剂、低辐射、安全，是诊断急性肾盂肾炎的"金标准"。

（3）逆行膀胱尿道造影：是诊断膀胱输尿管反流的"金标准"，需导尿，有一定 X 线暴露。

（4）对首次发热性 UTI 患儿相关影像学检查的建议：①年龄＜2 岁的患儿，如 B 超检查正常，在感染控制后行逆行膀胱尿路造影（MCU）检查。如家属对 MCU 存有顾虑，宜尽早行 DMSA 检查（如 DMSA 检查显示肾实质损害，需行 MCU 检查）。如 B 超检查异常者，根据病情选择泌尿系统 MRI、MCU、放射性核素肾动态显像（DTPA）检查等。②年龄＞4 岁首次 UTI 患儿中，B 超检查泌尿系统异常者需在感染控制后行 MCU 等相关检查。③2～4 岁患儿可根据病情而定。

6. 炎症标志物　白细胞计数、C 反应蛋白、红细胞沉降率、降钙素原，可能在泌尿道感染中都升高，但是对于诊断和鉴别上、下尿路感染的预测并非很有特异性。

六、诊断与鉴别诊断

1. 诊断

（1）清洁中段尿培养致病菌菌落计数＞10^5 个/ml。

（2）清洁尿离心沉渣中白细胞计数≥5 个/HPF。

（3）膀胱穿刺：细菌阳性即可诊断。

（4）离心尿沉渣涂片革兰染色找到细菌，细菌＞1 个/HPF。

（5）尿培养菌落计数在 1 万～10 万间为可疑，需复查。

2. 鉴别诊断

（1）真性 UTI 很容易与无症状性菌尿混淆。

（2）发热的婴儿 UTI 需与以下疾病鉴别：胃肠炎、川崎病、肺炎和脑膜炎。

（3）年长儿和青少年的 UTI 需与以下疾病鉴别。

1）常见：阴道异物、外阴炎、尿道炎、附睾炎、肠胃炎、性传播感染和盆腔炎。

2）不常见：尿路结石、糖尿病或尿崩症、阑尾炎、输卵管或卵巢脓肿、卵巢扭转、A 组链球菌感染和肾结核。

3）少见：膀胱肿物、脊髓浸润（肿瘤或脓肿）和高钙尿症。

七、治疗与处理

（1）急性期感染时应多饮水、勤排尿，减少细菌在膀胱内停留的时间，注意外阴部清洁，积极治疗便秘、寄生虫感染等疾病。

（2）抗菌治疗。留取尿标本送细菌培养及药敏试验后，尽早予以抗生素治疗。6

月龄以下的婴幼儿或病情较重伴呕吐者,给予静脉输注抗生素治疗;如一般状态良好,也可给予口服抗生素治疗。经验性静脉用药可选用对革兰阴性菌效果好的药物(如第3代头孢菌素中的头孢噻肟或头孢曲松,或广谱青霉素如氨苄西林)。免疫功能低下、留置导尿管或存在反复 UTI 的高风险患儿应使用广谱抗生素以覆盖优势菌。经验性口服抗生素治疗:优选头孢克肟、头孢地尼、阿莫西林克拉维酸等。社区 UTI 对阿莫西林耐药发生率较高,对阿莫西林克拉维酸、头孢氨苄耐药的发生率也在上升趋势(表14-1和表14-2)。

表 14-1　儿童 UTI 的一线经验用药(静脉制剂)

药 品 名 称	用　　　法
头孢曲松	75 mg/(kg·d),1 次
头孢噻肟	100 mg/(kg·d),分 3～4 次
头孢他啶	100 mg/(kg·d),分 3 次
哌拉西林	200 mg/(kg·d),分 3～4 次

表 14-2　儿童 UTI 一线经验用药(口服制剂)

药 品 名 称	用　　　法
阿莫西林克拉维酸钾	20～40 mg/(kg·d),分 3 次
复方磺胺甲噁唑	40 mg/(kg·d),分 2 次
头孢克肟	6 mg/(kg·d),分 1 或 2 次
头孢丙烯	30 mg/(kg·d),分 2 次
头孢呋辛脂	20～30 mg/(kg·d),分 2 次
头孢氨苄	50～100 mg/(kg·d),分 4 次

(3) 发热性 UTI、UTI 合并泌尿道畸形,或年龄≤2 岁的患儿抗生素疗程应为 10～14 天。不伴有发热的 UTI 或年长儿考虑为膀胱炎者,可行短程抗生素治疗 5～7 天。

(4) 预防性抗生素治疗,主要用于膀胱输尿管反流等先天性泌尿系统畸形的患儿。一般应用抗生素一日总剂量的 1/4～1/3,晚上睡前顿服。

八、转诊指征及原则

(1) 全身症状明显的 UTI。

(2) 反复难治性 UTI。

(3) UTI 合并泌尿道畸形。

九、宣教与随访管理

(1) UTI 患儿需在感染控制并停服抗生素后 3～5 天内随访尿常规。

(2) 对合并泌尿系畸形的 UTI 患儿,在随访中需密切注意监测和保护患儿的肾功能。

（3）高级别反流、泌尿系畸形的患儿需预防性应用抗生素。

（4）养成良好的生活习惯，治疗便秘；教导年幼儿正确尿道口擦拭（从前向后）。

（方晓燕　沈　茜）

15

夜 遗 尿 症

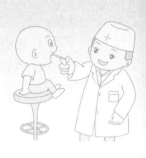

一、概述

夜遗尿症（nocturnal enuresis）是一种常见病症，俗称"尿床"，国际尿控协会（International Continence Society，ICS)对其定义是 5 岁及以上儿童睡眠中间断发生尿失禁。据国外资料统计，16％的 5 岁儿童、10％的 7 岁儿童和 5％的 11～12 岁儿童患有不同程度夜遗尿症，青春期和成年早期仍有 1％～3％的人受到夜遗尿症困扰。

二、发病机制

夜遗尿症发病机制十分复杂，涉及中枢神经系统（若干神经递质和受体）、生理节律（睡眠和多尿）、膀胱功能紊乱及遗传等多种因素。目前多认为夜间抗利尿激素分泌不足导致的夜间尿量增多和膀胱功能性容量减小是单症状性夜遗尿（monosymptomatic nocturnal enuresis，MNE)的主要病因，同时睡眠觉醒障碍是发病的前提。也就是说，夜遗尿症的发生是由于夜间尿量与膀胱容量之间不匹配导致的，并且发生这种不匹配时患儿不能觉醒。

三、诊断与分类

1. 诊断标准　儿童夜遗尿症是指年龄≥5 岁的儿童平均每周至少 2 次夜间不自主排尿，并持续 3 个月以上。诊断要点包括：①患儿年龄≥5 岁（5 岁作为判断儿童夜遗尿症的年龄标准虽带有一定主观性，但其却反映了儿童排尿控制能力的发育程度）；②患儿睡眠中不自主排尿，每周≥2 次，并持续 3 个月以上（疲劳或临睡前饮水过多而偶发遗尿的儿童除外）；③对于大年龄儿童诊断标准可适当放宽夜遗尿的次数。

2. 诊断分类

（1）单症状性夜遗尿（MNE)：患儿仅有夜间遗尿，不伴有日间下尿路症状。

（2）非单症状性夜遗尿（non-monosymptomatic enuresis，NMNE)：患儿不仅有夜间

遗尿,还伴有日间下尿路症状(如尿急、尿失禁、排尿延迟等)。

（3）原发性遗尿症（primary nocturnal enuresis，PNE）：自幼遗尿，无 6 个月以上的不遗尿期,并除外器质性疾病。

（4）继发性遗尿症（secondary nocturnal enuresis，SNE）：之前已经有长达 6 个月或更长不遗尿期后又再次出现遗尿。

3. 遗尿疾病相关术语

（1）夜间多尿（nocturnal polyuria，NP）：夜间总尿量超过同年龄段儿童预期膀胱容量 130%。

（2）膀胱过度活动症（overactive bladder，OAB）：一种以尿急症状为特征的症候群,可伴或不伴有急迫性尿失禁。

（3）漏尿：多指白天不知不觉将尿液排出体外。

（4）预期膀胱容量（expected bladder capacity，EBC）：计算公式为[30＋（年龄×30）],单位 ml。

（5）最大排尿量（maximum bladder volume，MVV）：24 小时内出现的单次最大排尿量（早晨第 1 次排尿除外）,该排尿量需在膀胱日记中保持记录超过 3~4 天。

（6）夜间总尿量（total voided volume，TVV）：应包括夜间尿布增重或夜间排尿量与清晨第 1 次尿量之和。

四、诊断评估流程

临床上,对儿童夜遗尿症的诊断需要进行详细的病史采集、体格检查和必要的辅助检查,以明确诊断。并进行排尿情况记录,进一步明确遗尿诊断的分类(图 15－1)。

1. 病史采集
应包括夜间遗尿、日间排尿、排便情况,心理行为问题、饮水习惯、家族史及既往治疗情况,可帮助诊断并排除潜在疾病。

2. 体格检查
应重点检查生长发育情况、血压、外生殖器、腰骶部及神经系统检查,以发现解剖学或神经学异常疾病。

3. 辅助检查
所有初诊儿童应进行尿液分析检查,可帮助排除潜在疾病。泌尿系统超声检查可协助诊断儿童膀胱功能异常和泌尿系统先天畸形。对于伴有明显日间排尿症状及排便异常者,可考虑进行尿流动力学检查及腰骶部MRI 等检查。

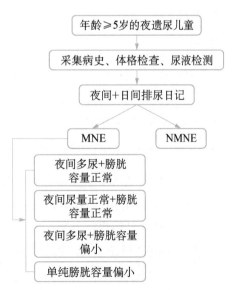

图 15－1 2012 ICS 指南推荐的儿童夜遗尿症诊断评估流程

4. 排尿日记　排尿日记是评估儿童膀胱容量和是否存在夜间多尿的主要依据,从而判断患儿夜遗尿的类型,指导治疗。

排尿日记应在做到睡前2小时限水并排空膀胱之后进行评价,需详细记录至少3~4个白天(儿童上学期间可于周末记录)和连续7个夜晚儿童饮水、遗尿、尿量等情况(表15-1)。填写排尿日记前临床医师应与家长和患儿充分沟通,详细讲解排尿日记的具体记录方法,以确保数据记录的准确性和真实性。

5. MNE 分型诊断　根据日间排尿日记得到的 MVV 数值和夜间排尿日记得到的夜间尿量数值与预期膀胱容量进行比较,可将 MNE 分为以下4种亚型。

表 15-1　排尿日记
(连续 2 个周末的日间日记)

第 1 个周六				第 1 个周日				第 2 个周六				第 2 个周日			
时间	饮水 (ml)	尿量 (ml)	漏尿 (ml)	时间	饮水 (ml)	尿量 (ml)	漏尿 (ml)	时间	饮水 (ml)	尿量 (ml)	漏尿 (ml)	时间	饮水 (ml)	尿量 (ml)	漏尿 (ml)

(连续 7 个夜晚的夜间日记)

	第 1 天	第 2 天	第 3 天	第 4 天	第 5 天	第 6 天	第 7 天
昨晚入睡时间							
起床时间							
夜间未尿床							
夜间尿床							
夜间起床小便(如果有,记录尿量)							
早晨尿布重量							
早晨第 1 次小便量(ml)							
今天是否大便过							
夜间尿量＝排尿量＋尿布重量变化值 (医师填写本行)							

(1) NP 型:MVV 大于预期膀胱容量的 130%,提示存在 NP。

(2) 膀胱容量偏小型:MVV 低于预期膀胱容量的 65%,提示膀胱容量偏小。

(3) NP 并且膀胱容量偏小型:以上2项均存在。

(4) 夜间尿量正常并且膀胱容量正常型。

五、鉴别诊断

儿童夜遗尿症的鉴别诊断主要应与可发生排尿异常的内分泌、神经系统和膀胱功能异常的疾病相鉴别,以免遗漏和延误基础疾病的诊治。

1. 尿崩症　表现为多饮、多尿、烦渴，每日饮水量及排尿量均达 3L 以上。因尿量多，影响睡眠，儿童可出现尿床。持续低比重尿，晨尿比重也不能达到 1.010 以上。

2. 糖尿病　有多饮、多尿、多食、消瘦症状，尿糖阳性，易鉴别。

3. 精神运动发育迟缓　因智力低下、认知障碍或肌张力异常，导致无法自主控制排尿，常有白天尿失禁、夜间遗尿现象。

4. 神经源性膀胱　可表现为尿频、尿急及急迫性尿失禁或遗尿，也可表现为尿潴留、排尿困难，主要继发于脊髓病变、先天性后尿道瓣膜等。

六、治疗与评估

儿童夜遗尿症的治疗方法主要包括基础治疗、一线治疗和其他治疗等。在选择不同治疗方法时，需结合患儿的年龄、症状的严重程度、患儿及家长的意愿，以及排尿日记等信息综合考虑。

1. 基础治疗　应加强对夜遗尿症患儿及家长的教育，向其提供儿童夜遗尿的基本信息和相关教育材料。积极的生活指导是儿童夜遗尿症的治疗基础，某些夜遗尿症儿童经过生活方式、生活习惯调整，夜遗尿症状便可消失。基础治疗包括以下几个方面。

（1）调整作息习惯：建立规律的作息，鼓励患儿白天正常饮水，保证每日饮水量。避免食用含茶碱、咖啡因的食物或饮料。晚餐宜早，且宜清淡，少盐少油。睡前 2 小时禁止饮水，包括粥汤、牛奶、水果、果汁等含水分较多的食品。

（2）奖励机制：家长不应责备患儿，要多给予鼓励，减轻患儿对疾病的心理负担，让其自己积极参与到治疗过程中。

（3）养成良好的排尿、排便习惯：养成日间规律排尿、睡前排尿的好习惯。多食用纤维素丰富的食物，每日定时排便，对伴便秘的患儿应同时积极治疗便秘。

2. 一线治疗　去氨加压素和遗尿报警器（alarm）是公认的儿童夜遗尿症一线治疗方法，可有效治愈大部分儿童 MNE。在治疗前应向患儿及家长详细讲解不同治疗方法的利弊，治疗策略的选择应由患儿具体病情（包括排尿日记结果）及治疗意愿等共同决定。①对于夜间尿量正常且膀胱容量正常的患儿，可给予配备遗尿报警器或去氨加压素治疗。②对于膀胱容量小于年龄相应预期的患儿，可能出现去氨加压素抵抗而对报警器疗法更敏感。③NP 且膀胱容量正常的患儿，将对去氨加压素治疗更敏感。④对于尿量过多且膀胱容量偏小的患儿，联用去氨加压素和报警器的治疗可能取得成功。

（1）去氨加压素：去氨加压素是一种人工合成的抗利尿激素，主要作用是将夜间尿量减少至正常范围内。推荐剂量为 0.2 mg/d，建议从小剂量起开始应用，并根据患儿情况及疗效调整剂量，最大剂量 0.6 mg/d。去氨加压素仅在给药夜间有效，须每晚给药，全程坚持给药以避免夜间尿床。睡前 1 小时服药，能浓缩并减少尿液。给药前 1 小时和给药后 8 小时尽量不饮水，以达到最佳浓缩容量和治疗效果，并降低低钠血症或水中毒（头痛、恶心和呕吐症状）风险。

在最初治疗中，一般用服药前后每周夜间尿床频率减少程度来判断（应连续观察 2

周），减少程度＞90％，为完全疗效；减少程度50％～90％为部分疗效；减少程度＜50％，为疗效不佳，可能需要提高用药剂量。无改善者应重新评估，包括记录排尿日记等。若仍有夜间多尿，可增加去氨加压素剂量。若治疗6～8周后仍无明显改善，可联合遗尿报警器治疗或转诊至遗尿专科诊治。去氨加压素治疗疗程一般为3个月，若患儿达到完全疗效后暂停用药2周进行观察，若2周内无遗尿或仅遗尿1次，可停药；若2周内遗尿2次或2次以上，则需开始第2个疗程的治疗。如患儿停药后复发，可再次使用去氨加压素治疗。

（2）遗尿报警器：遗尿报警器是将尿湿感应器放在床单或内裤上，当患儿尿湿时，警铃报警唤醒患儿起床排尽余尿，通过反复训练使患儿最终能感受到尿意而自觉醒来排尿。报警器治疗有效率高达65％～70％，且复发率较低。遗尿报警器缺点是使用时容易打扰患儿和家长睡眠，且起效时间往往较长，多需连续使用8周或更长时间，需患儿和家长具有良好依从性。

需每晚穿戴安装报警器内裤，患儿连续14个夜晚不尿床为治疗成功，持续治疗2～3个月无效则为治疗失败。使用报警器成功治愈者，如中断治疗后病情复发，应联系医师，在医师指导下再次使用报警器治疗，且仍然有效。报警器还适用于去氨加压素药物减量阶段，以促进患儿觉醒。

（3）去氨加压素和遗尿报警器联合治疗：使用去氨加压素或遗尿报警器症状无改善时需重新评估患儿病情，并可考虑两者联合治疗。如果联合治疗仍无好转，需转诊至遗尿专科进行诊治。

3. 其他治疗

（1）抗胆碱药物：抗胆碱药物可有效抑制膀胱逼尿肌过度活动，有效减少患儿夜间遗尿频率。当有夜间排尿次数过多、疑似膀胱过度活动患儿，排除了神经源性膀胱等器质性疾病时可考虑联合使用抗胆碱药物和去氨加压素。常用抗胆碱药物为奥昔布宁（oxybutynin），最大剂量为$0.4 \text{ mg/(kg} \cdot \text{d)}$，起始推荐剂量为2～5 mg，年龄较大者可增加至10 mg，睡前服用。主要不良反应包括口干、皮肤潮红、便秘、嗜睡等，需严格在专科医师指导下使用。

（2）膀胱功能训练：膀胱功能训练有利于加强排尿控制和增大膀胱容量。可督促患儿白天尽量多饮水，并尽量延长两次排尿间隔时间，使膀胱扩张。训练患儿适当憋尿以提高膀胱控制力，当患儿排尿时鼓励时断时续排尿，然后再把尿排尽，以提高膀胱括约肌控制能力。

（3）生物反馈治疗：基本原理是用仪器将人体内极微弱生理活动及生物电活动信息加以转换、放大并显示出来，通过反馈信息了解自身变化，并根据变化逐渐学会在一定程度上控制和纠正某些活动的过程。通过互动式电脑游戏的形式，将生物反馈用于盆底肌训练，则可改善盆底肌舒缩，强化整个骨盆底肌群，从而纠正膀胱尿道功能紊乱，而膀胱功能紊乱可能是原发性遗尿的重要病因之一。每周训练2次，1个疗程训练8次。

（4）心理治疗：对于伴明显心理问题的患儿除上述治疗外，建议同时进行心理专科治疗。遗尿症患儿自我评价低、同伴交往差、有较多焦虑和抑郁等不愉快情绪。接受过心理治疗的患儿自我意识评价得到明显改善。

（5）中医中药疗法：中医中药以及针灸、推拿、敷贴等外治法是我国传统中医学治疗儿童夜遗尿症的特色方法。中医学认为夜遗尿症属肾虚，治则补之，多以温补固肾醒脑为主。对肾气不足、下元虚寒者宜温肾固涩；对脾肺气虚者则益气固涩；对肝经湿热者用泻火清热法。具体治则可参照中华中医药学会 2012 年发布的《中医儿科常见病诊疗指南》中"遗尿症的诊疗规范"进行。

七、转诊指征及原则

（1）MNE 一线治疗 6～8 周无改善，应转诊至专科医院遗尿门诊。

（2）伴有明显日间尿路症状，存在膀胱功能异常，应转诊至专科医院遗尿门诊或泌尿外科门诊。

（3）伴有心理问题的患儿，应转诊至专科医院心理科，同时治疗心理问题。

八、宣教与随访管理

（1）对遗尿患儿及家长应加强教育，坚持做好基础治疗，积极鼓励患儿，养成良好的生活习惯。

（2）每月随访 1 次，治疗期间应继续记录夜间排尿日记，可简单记录是否达到干床，以帮助判断夜遗尿的病情并指导治疗。

（3）闹钟唤醒或人工叫醒常被家长作为遗尿报警器的替代方法。目前的临床研究显示其并无确切疗效，并且这样人为干扰儿童夜间睡眠，会影响夜间去氨加压素的分泌，理论上对治疗夜遗尿具有反作用。

（曹 琦 徐 虹）

16

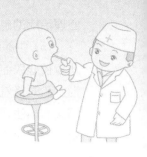

缺 铁 性 贫 血

一、概述

缺铁性贫血是指由于体内储存铁缺乏,使血红蛋白合成减少导致的小细胞低色素性贫血。缺铁性贫血是儿童最常见的营养不良,主要发生在 6 月龄至 3 岁的儿童。

二、发病机制

1. 先天储存铁不足　足月新生儿可从母体获得储存铁,出生后红细胞破坏所释放的铁可维持生后 3~4 个月造血所需。胎儿从母体获得的储存铁以妊娠最后 3 个月最多,因而早产、双胎或多胎、胎儿失血、母体严重缺铁以及异常的胎-母输血或胎-胎输血均可导致胎儿储存铁缺少。

2. 后天补铁不足　是缺铁性贫血的主要原因。过长的哺乳期或未及时添加辅食可导致缺铁。动物性食物中铁的吸收率高,鸡、鸭、猪血及鱼肉次之。植物性食物中含铁量高,但吸收率低,谷物中含铁量更低,如不及时添加含铁丰富的辅食,婴儿容易发生缺铁性贫血。

3. 生长发育速度快　婴幼儿期和青春期生长发育速度较快,随着体重增加,血容量也增加较快。未成熟儿的体重及需要合成的血红蛋白增加的倍数更高,如不及时添加含铁丰富的食物,更易发生缺铁。

4. 铁丢失过多或吸收障碍　小肠或结肠疾病外科手术切除、钩虫病、月经过多均可造成长期慢性失血;如食物搭配不合理、慢性腹泻等可导致铁吸收不良。

三、病理生理

1. 铁元素　是血红蛋白输送氧气必需的物质。铁元素首先在十二指肠内吸收。铁缺乏可由于铁和结合物供应不足或需求增加而加重。

2. 可促进铁吸收的因素　柠檬、菜花、土豆、肉类、果糖、氨基酸、脂肪及维生素等。

3. 可抑制铁吸收的因素　植物酸、茶叶、咖啡、蛋、鞣酸及含纤维素高的麦麸等。

4. 缺铁产生贫血可分为 3 期

（1）铁缺乏期：储存铁减少，血清内铁蛋白降低，骨髓细胞外铁减少。

（2）红细胞生成缺铁期：储存铁接近耗竭，血清铁、骨髓铁减少，铁蛋白降低，红细胞游离原卟啉增高，血红蛋白水平正常。

（3）缺铁性贫血期：血红蛋白降低，出现不同程度的小细胞低色素性贫血。

四、临床表现

1. 一般表现　发病缓慢，一般表现为皮肤黏膜苍白，以口唇、甲床明显，易疲乏，不爱活动，年长儿可诉头晕、耳鸣等。髓外造血表现为肝、脾轻度增大。

2. 非造血系统症状　消化系统表现为食欲缺乏、少数患儿异食癖（例如，嗜食泥土、墙灰等）、呕吐、腹泻、口腔炎、舌炎。神经系统可出现烦躁、易激惹或萎靡不振，精神不集中，记忆力减退，多动或感觉异常。心血管系统在严重贫血时可出现心动过速、心脏扩大，甚至心功能不全。其他症状可表现为易感染、皮肤干燥、反甲等。

五、实验室检查

1. 血常规　表现为小细胞低色素性贫血。疾病早期血红蛋白降低比红细胞减少明显。平均红细胞体积（erythrocyte mean corpuscular volume，MCV）<80 fL，平均红细胞血红蛋白含量（mean corpuscular hemoglobin，MCH）<27 pg，平均红细胞血红蛋白浓度（mean corpuscular hemoglobin concentration，MCHC）$<30\%$。外周血涂片可见红细胞大小不一，以小细胞为主，中央淡染区扩大，易见棒状或椭圆形，偶见靶形及有核红细胞。网织红细胞计数正常或轻度减少。红细胞寿命缩短。白细胞、血小板计数通常正常。

2. 铁代谢检查

（1）血清铁、总铁结合力和转铁蛋白饱和度：血清铁<10.7 μmol/L，转铁蛋白饱和度<0.15，总铁结合力>62.7 μmol/L 可诊断缺铁性贫血。

（2）血清铁蛋白：是体内储存铁的敏感指标，在铁缺乏期即已降低，当<16 μg/L 提示缺铁。应注意由于感染、肿瘤、肝脏和心脏疾病时血清铁蛋白明显增高，合并缺铁时可不降低。

（3）红细胞内游离原卟啉：红细胞内缺铁时增高，当>0.9 μmol/L 提示细胞内缺铁。此外，铅中毒、慢性炎症和先天性原卟啉增多症也可表现为增高。

3. 骨髓象　骨髓细胞增生活跃，以中、晚幼红细胞增生为主。各期红细胞体积较小，胞质少，边缘不规则，染色偏蓝，提示胞质成熟程度落后于细胞核。粒细胞-巨核细胞系一般无明显异常。骨髓铁染色检查细胞外铁减少或消失，铁幼粒细胞$<15\%$。

六、诊断与鉴别诊断

中华医学会儿科学分会儿童保健学组 2008 年提出如下建议。

1. 缺铁诊断标准

(1) 具有导致缺铁的危险因素,如喂养不当、生长发育过快、胃肠道疾病等。

(2) 血清铁蛋白<15 μg/L,伴或不伴血清转铁蛋白饱和度降低(<15%)。

(3) 血红蛋白正常,但外周血成熟红细胞形态正常。

2. 缺铁性贫血诊断标准

(1) 血红蛋白降低,符合世界卫生组织(WHO)儿童贫血诊断标准:6 月龄~6 岁<110 g/L,7~14 岁<120 g/L。应注意海拔对血红蛋白值的影响,海拔每升高 1 000 m,血红蛋白上升 4%。

(2) 外周红细胞呈小细胞低色素改变,MCV<80 fl, MCH<27 pg, MCHC<310 g/L。

(3) 具有明确的缺铁原因。

(4) 铁剂治疗 4 周后血红蛋白升高 20 g/L 以上。

(5) 铁代谢检查指标符合缺铁性贫血标准:血清铁降低<10.7 μmol/L,血清铁蛋白<15 μmol/L,转铁蛋白饱和度<15%,总铁结合力>62.7 μmol/L。

(6) 对诊断困难或诊断后铁剂治疗效果不理想的患儿,可考虑行骨髓穿刺和铁染色检查,铁粒幼细胞<15%仍被认为是诊断缺铁性贫血的"金标准"。

(7) 排除其他小细胞低色素性贫血,如轻型地中海贫血、慢性病贫血等。

符合上述第(1)和(2)项,即存在小细胞低色素性贫血,结合病史和相关检查排除其他疾病,可拟诊为缺铁性贫血。如铁代谢检查指标同时符合诊断标准,则可确诊,如无相关实验室检查条件可直接开始诊断性治疗,铁剂治疗有效可确诊。

3. 鉴别诊断

(1) 地中海贫血:主要与轻型地中海贫血鉴别。地中海贫血可有:家族史,轻度肝、脾大,血红蛋白电泳异常,游离原卟啉正常,血清铁及骨髓可染铁增多,可检出地中海贫血基因。

(2) 慢性感染或结缔组织疾病性贫血:表现为小细胞正常色素性贫血,血清铁降低,血红蛋白轻度降低,总铁结合力可正常或降低,骨髓内铁粒幼细胞增多,对铁剂治疗无效。

(3) 特发性肺含铁血黄素沉着症:铁代谢改变与缺铁性贫血相同,但临床表现为发作性苍白、咯血,痰和胃液中可找到含铁血黄素细胞,网织红细胞增高,胸片上肺野中可见斑点状、粟粒状或网点状阴影。

(4) 铁粒幼细胞性贫血:血清铁及铁蛋白正常或增高,总铁结合力降低,骨髓中细胞外铁明显增加,中、晚幼红细胞的核周围可见铁颗粒呈环状排列。

(5) 铅中毒:红细胞内可见嗜碱性点彩,血清中铅含量增高,红细胞中及尿中原卟啉明显增加。

七、治疗与处理

1. 明确和去除病因 如慢性失血性疾病、钩虫病、肠息肉、肠道畸形等,应及时予以相应治疗。

2. 饮食疗法 改善饮食,合理喂养,婴儿可加蛋类、菜泥、肝和肉末等;幼儿和儿童纠正偏食,给予富含铁质、维生素 C 和蛋白质的食物。

3. 铁剂治疗

(1) 二价铁盐容易吸收,临床上一般使用二价铁盐制剂。口服铁剂按铁元素 2～6 mg/(kg·d),分 2～3 次,两餐间服用。以下常用铁剂可供选择:硫酸亚铁片(每片 0.3 g,含元素铁 20%)、富马酸亚铁片(颗粒)(每片/包 0.2 g,含元素铁 33%)、琥珀酸亚铁片(每片 0.1 g,含元素铁 35%)、右旋糖酐铁分散片(每片含元素铁 25 mg)和多糖铁复合物胶囊(力蜚能,每粒含元素铁 150 mg)等。

(2) 注射铁剂容易发生不良反应,甚至可发生过敏反应,故应慎用。

(3) 铁剂治疗后如有效,一般在 3～5 天开始网织红细胞升高,7～10 天达高峰,2～3 周后降至正常,这是早期观察铁剂疗效的可靠指标。血红蛋白水平在治疗后 1～2 周后开始上升,一般平均每周增加 10～20 g/L,3～4 周后达正常水平。红细胞数量通常在1～2 个月内恢复。铁剂治疗应在血红蛋白达正常水平后继续补铁 2 个月,恢复机体储存铁水平。

(4) 可同时补充其他维生素和微量元素,维生素 C 50～100 mg/次,口服;叶酸 5～15 mg/d,口服;维生素 B_{12} 0.5～1 mg/次,qd 或 qod,肌注。

(5) 不良反应:口服铁剂后可出现食欲缺乏、恶心、呕吐及腹痛、腹泻等症状,对明确需铁剂治疗的患者不应轻易停药,可适当减少剂量、对症处理,情况改善后可逐步恢复原治疗方案。

(6) 如铁剂正规用药 3～4 周无效应考虑:诊断错误如轻型地中海贫血、铅中毒、维生素 B_6 缺乏贫血等;患者未按医嘱服药;缺铁原发病因未去除,如胃肠道疾病;腹泻、服用抗酸药等影响铁吸收的因素存在;恶性肿瘤干扰铁利用,应进一步检查治疗。

4. 输注红细胞 一般营养性缺铁性贫血不需输血治疗,输注红细胞的适应证是:①贫血严重,尤其是发生心力衰竭者;②合并感染者;③急需外科手术者。血红蛋白水平在 30～60 g/L 者,输浓缩红细胞 4～6 ml/(kg·次)或红细胞悬液 10 ml/(kg·次);血红蛋白在＜30 g/L 者,采用等量换血方法或输入浓缩红细胞 2～3 ml/(kg·次)或红细胞悬液 5～7 ml/(kg·次)。输血速度宜慢,以免发生心功能不全。

八、转诊指征及原则

(1) 贫血严重,尤其是发生心功能不全者,或需输注红细胞者。

(2) 临床表现与贫血程度不相符,特别是神经系统、消化系统表现明显者,应注意鉴别其他引起贫血的原发疾病,可考虑转至上级医院进一步诊治。

（3）铁剂治疗无效,且明确排除患者依从性差未按时服药原因者,需考虑转诊。

九、宣教与随访管理

（1）健康教育:指导合理喂养和饮食搭配。

（2）孕期预防:加强营养,摄入富含铁的食物,从妊娠第 3 个月开始,按元素铁 60 mg/d 口服补铁,必要时可延续至产后。同时补充小剂量叶酸（400 μg/d）及其他维生素和矿物质。

（3）早产儿和低出生体重儿:提倡母乳喂养,纯母乳喂养者应从 2～4 周龄开始补铁,剂量 1～2 mg/(kg·d)元素铁,直至 1 周岁。不能用母乳喂养而采取人工喂养的婴儿应采用铁强化配方乳喂养,牛乳含铁量和铁吸收率低,1 岁以内不宜采用单纯牛乳喂养。

（4）足月儿:尽量母乳喂养 4～6 个月,此后应及时添加富含铁的食物。未采用母乳喂养、母乳喂养后改为混合部分母乳喂养或人工喂养婴儿,应采用铁强化配方乳喂养。1 岁以内尽量避免单纯牛乳喂养。

（5）筛查:血红蛋白水平是筛查婴幼儿缺铁性贫血最简单易行的指标。建议对缺铁的高危儿童进行筛查,包括早产儿、低出生体重儿、出生后 4～6 个月仍单纯母乳喂养、不能母乳喂养的人工喂养婴儿、纯牛乳喂养婴儿。早产儿和低出生体重儿建议在出生后 3～6 个月时进行血红蛋白检测,其他儿童可在 9～12 个月时检测。具有缺铁高危因素的婴幼儿,建议每年检测血红蛋白一次。青春期儿童,尤其是女孩,应常规定期检查。

（6）铁剂治疗的患儿应随访血常规、网织红细胞,每周 1 次,并随访血清铁蛋白、游离原卟啉水平直至正常后 4～6 周。

（朱晓华　翟晓文）

17

热 性 惊 厥

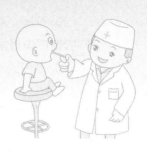

一、概述

热性惊厥(febrile seizure,FS)是指非中枢神经系统感染原因所致体温＞38℃时突然出现的惊厥,排除颅内感染和其他导致惊厥的器质性疾病或代谢性异常。FS 是一种具有遗传异质性的多基因遗传病,发病与年龄密切相关,是最常见的儿童惊厥。根据发作特点分为单纯性 FS 和复杂性 FS。①单纯性 FS:惊厥持续时间＜15 分钟,惊厥发作为全身性发作,24 小时惊厥发作 1 次;②复杂性 FS:惊厥持续时间≥15 分钟,惊厥发作为全身性或部分性发作,24 小时惊厥发作≥2 次。FS 持续状态是指一次 FS＞30 分钟或者在＞30 分钟内一系列的 FS 发作间意识没有完全恢复。

大多数 FS 发生在 6 月龄至 3 岁之间,发作年龄的高峰期约在 18 月龄。FS 多在发热后的 1～24 小时内发生,约 20％在发热后的不到 1 小时内或约 20％在发热 24 小时后发生。65％～70％表现为单纯性 FS。20％～35％表现为复杂性 FS。约 5％为 FS 持续状态。

所有 FS 中发展为癫痫的为 6％～7％,而在单纯性 FS 中为 2％～7.5％,在复杂性 FS 中 10％～20％。所有 FS 中死亡率为 0.85％,单纯性 FS 中无报道,复杂性 FS 中病死率＜1.6％,并且所有死亡均为 FS 持续状态。首次单纯性 FS 发生在＜12 月龄儿童中,50％会出现 FS 复发;首次单纯性 FS 发生在＞12 月龄儿童中,30％会出现 FS 复发;在有第 2 次 FS 的儿童中,50％经历第 3 次 FS。

二、发病机制

FS 的发病原因尚不明确,有待进一步研究,相关因素如下。

1. 年龄　FS 具有明显的年龄依赖性,而这种年龄特征与脑解剖、生理、生化等特点密切相关。髓鞘形成尚未完全,脑的化学成分与成熟脑不同,造成惊厥阈值降低。

2. 发热　发热可以改变神经细胞的代谢、耗氧量和血流量;高热可使中枢神经系统处于兴奋状态,使脑对外界刺激的敏感性加强。

3. 感染　病毒性感染（人类疱疹病毒 6 和 7、流感 A 等）最常见,细菌感染率低。上呼吸道感染最常见。

4. 遗传　一级亲属和其他亲属中有 FS 史是很强的预测因素。

三、病理生理

升高的体温可能增加发育过程中大脑神经元的兴奋性。发热可能提高神经元兴奋性细胞因子,以及由于发热产生的高通气导致了可能诱发惊厥的呼吸性碱中毒。

过去认为,高体温导致代偿性高通气,使大脑轻度碱中毒,导致中枢神经系统兴奋性增强,随后产生惊厥。但是这个理论,不能解释为何某些儿童易于产生 FS。目前,发现 FS 有遗传易感性。由于遗传易感性导致神经发育的脆弱,改变了 Na^+ 通道的表达,下丘脑功能障碍与皮质和海马的兴奋性有关。

四、临床表现

在发热初期体温骤升时突然出现短暂的全身性惊厥发作,伴有意识丧失。发作后恢复较快,神经系统检查多正常。

1. 单纯性 FS　单纯性 FS 为全面性,持续时间＜15 分钟。发作形式可以为全面性阵挛或者强直性阵挛。在本次热程中,惊厥不再发。患儿神经系统检查为正常,不伴有可疑的局灶性神经系统异常。患儿的运动和认知发育通常是正常的。个人史和体格检查对于寻找发热的原因是关键。

2. 复杂性 FS　复杂性 FS 患儿具有其他非典型特征,这些特征包括局灶起源的惊厥(包括惊厥从一侧开始继发全面性发作;头、眼偏向一侧;发作后具有暂时性肢体运动障碍),惊厥时间＞15 分钟,在 24 小时内再发惊厥。

五、实验室检查

1. 三大常规　①血常规＋C 反应蛋白;②尿常规(必要时送尿培养);③大便常规(必要时送病毒检测与细菌培养)。

2. 生化检查　肝、肾功能,血电解质,葡萄糖,血气分析。

3. 腰椎穿刺检查　对月龄＜12 月龄患儿,首次 FS 后建议进行腰椎穿刺排除中枢神经系统感染,尤其是已经应用过抗生素治疗的患儿。对 12～18 月龄患儿,因为这个年龄段的儿童脑膜炎症状也可能不典型,怀疑中枢神经系统感染时,应考虑行腰椎穿刺,进行脑脊液常规和生化检查。对于＞18 月龄的儿童,出现脑膜炎相关症状和体征时,需要进行腰椎穿刺检查。

4. 脑电图检查　对于发作期 FS 患儿,不管是复杂性还是单纯性,通常都不需要进行脑电图检查来评估病情,不正常的脑电图结果不能预测 FS 是否复发或者继发癫痫。

怀疑中枢神经系统感染时应选择常规脑电图检查。随访中,怀疑发作性疾病(癫痫)可酌情选择睡眠脑电图检查(药物诱导睡眠选择 10% 水合氯醛),应该安排在惊厥发作 14 天后。

5. 神经影像学检查(头部 MRI 或 CT)　指征包括:①惊厥持续状态;②惊厥部分性发作;③神经系统查体呈现病理体征;④有颅内压增高表现;⑤精神运动发育异常;⑥脑电图检查有明显局灶性异常。

六、诊断与鉴别诊断

1. 中枢神经系统病变　包括中枢神经系统感染和颅脑外伤性病变。如果有明确的颅脑外伤史,不难鉴别。婴儿脑膜炎时脑膜刺激征不典型,容易误诊。但中枢神经系统感染后惊厥多在疾病极期出现,而 FS 一般在发热早期发生,如果惊厥反复发生且伴有嗜睡、烦躁等意识改变时,需要进行腰椎穿刺和脑电图检查,对鉴别诊断有帮助。

2. 中毒性脑病　有些严重感染后可出现惊厥,特别是中毒性菌痢和重症肺炎。此类疾病患儿常有循环障碍和意识障碍等感染中毒症状,诊断需要考虑重症病情。

3. 代谢紊乱引起的惊厥　低血钙、低血镁、低血糖等是引起婴儿惊厥的常见原因。药物及中毒也是小儿惊厥的病因。在诊断 FS 时必须考虑到这些疾病。

4. Dravet 综合征　Dravet 综合征是一种严重的癫痫性脑病,大部分的病例与基因 *SCN1A* 有关。典型的 Dravet 综合征多于出生后 6 个月左右起病,病前发育正常。首次惊厥发作常是 FS,以长程、全面性或偏侧阵挛性 FS 为特征,具有热敏性,以后出现多种包括肌阵挛、不典型失神等发作表型。所以早发、偏侧、长程的复杂性 FS,1 岁后出现认知功能倒退,需考虑 Dravet 综合征。

七、治疗与处理

FS 的治疗应尽快控制惊厥发作,寻找发热病因,预防惊厥复发,提高生活质量。

1. 一般治疗　将患儿置于侧卧位,避免呕吐物吸入,保持气道通畅,给予吸氧和退热处理。同时积极寻找发热的原因,并予以治疗。

2. 抗惊厥治疗　大部分患儿惊厥持续时间短暂(<5 分钟),很快自行缓解,只要及时治疗原发病及退热处理,多数惊厥不再复发,不应用止惊药物。但对于长时间抽搐(>5 分钟),需要应用止惊药物。可选择以下药物之一:①地西泮 0.2 ~ 0.5 mg/(kg・次),静脉缓慢推注,可能导致嗜睡或共济失调,虽很少导致呼吸抑制,但应严密观察生命体征;②氯硝西泮 0.03~0.1 mg/(kg・次),静脉推注。

3. 间隙期预防治疗　对于复杂性 FS 和 FS 持续状态等具有复发风险的患儿或者多次发作致父母焦虑,也可考虑间歇期用药。每 8 小时口服地西泮(0.33 mg/kg),从发热起病直到热退后 24 小时。但此治疗可能导致嗜睡或共济失调,需告知患儿家长。

4. 长期预防　对于预测为癫痫高风险的患儿需要长程口服抗癫痫药物治疗,可转诊至神经专科门诊就诊。

八、转诊指征及原则

对于预测为癫痫高风险的患儿需要长程口服抗癫痫药物治疗,可转诊至神经专科门诊就诊。

九、宣教与随访

(1) 单纯性 FS 预后良好,但是再发风险较高。

(2) 当儿童惊厥发作,父母应该保持镇定。将儿童放置在安全的环境中。为保证呼吸道通畅,转为侧卧。不要压制。不要将任何物品放于口中。记录惊厥时间。如果惊厥持续 5 分钟,拨打急救电话和转诊至就近医院进行急诊处理。

(3) 不能进行非监管的洗浴或者游泳和超过头部高度的攀高。当骑自行车或者进行其他有轮子的活动时,需佩戴头盔。

(4) 按需服用退热药,但退热药不会降低 FS 复发的风险。

（李文辉　周水珍）

18

化脓性脑膜炎

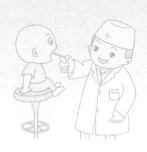

一、概述

化脓性脑膜炎,亦称急性细菌性脑膜炎,是由各种化脓性细菌引起的中枢神经系统感染性疾病,是儿童时期常见的中枢神经系统感染性疾病。主要临床表现有发热、颅内压增高、脑膜刺激征等。

二、发病机制

多数化脓性脑膜炎是由体内局部感染灶的致病菌通过血行播散侵犯脑膜所致。呼吸道、皮肤或消化道等处的致病菌进入血液循环通过血脑屏障到达脑膜,在蛛网膜和软脑膜处大量繁殖引起炎症性病变。少数化脓性脑膜炎可由邻近组织感染直接扩散所致,有先天畸形、颅脑外伤及手术继发感染等因素。

化脓性脑膜炎最常见的致病菌是脑膜炎双球菌、肺炎链球菌和 B 型流感嗜血杆菌。不同年龄化脓性脑膜炎的致病菌有所不同,3 个月内婴儿主要病原菌为大肠杆菌、B 型溶血性链球菌和葡萄球菌,婴幼儿以肺炎链球菌、流感杆菌、脑膜炎球菌多见,年长儿以脑膜炎双球菌、肺炎链球菌多见。

三、病理生理

主要病理生理变化是脑组织各处有不同程度的炎性渗出物覆盖,脊髓表面也常累及;脑膜炎症刺激和血管炎、脓液阻塞、粘连、纤维化使脑脊液循环障碍,导致脑积水、颅高压、颅神经损伤等。

四、临床表现

1. 起病　急性起病,发病前数日常有上呼吸道感染、胃肠道症状或皮肤脓肿等。患儿可出现非特异性全身感染的非神经系统症状,包括发热、精神萎靡、食欲下降、上呼吸道感染症状、皮肤体征等,小婴儿早期可表现为易激惹、烦躁哭闹、眼神呆滞等。

2. 神经系统表现

(1) 颅内压增高:典型表现为头痛和喷射性呕吐,婴儿可出现前囟饱满、紧张,颅缝增宽;重症患儿可有昏迷,甚至脑疝。

(2) 惊厥:20%～30%的患儿出现惊厥,可为全面性或局灶性,惊厥的原因有脑实质炎症、梗死或电解质紊乱。

(3) 意识障碍:为化脓性脑膜炎的常见症状,表现为嗜睡、意识模糊、谵妄甚至昏迷等意识变化。一旦发生昏迷,常提示预后不良。

(4) 脑膜刺激征:为脑膜炎的特征性表现,表现为颈项强直、克氏征和布氏征阳性,但1岁半以内的患儿这些体征可不明显。

(5) 局灶体征:由局灶性炎症、血管闭塞或并发症引起,可出现颅神经受累、肢体瘫痪或感觉异常等。

新生儿化脓性脑膜炎多起病隐匿,缺乏典型的症状和体征。可有发热或体温不升、呼吸节律不整、拒乳呕吐、发绀、黄疸加重等非特异性症状,查体仅见前囟紧张,很少出现典型的脑膜刺激征,极易误诊。

3. 并发症

(1) 硬膜下积液:30%～60%的患儿出现硬膜下积液,多发生在化脓性脑膜炎起病的7～10天后。当化脓性脑膜炎有效治疗过程中体温不降或退而复升、病程中出现进行性前囟饱满、颅缝分离、头围增大、呕吐、惊厥、意识障碍时应考虑到硬膜下积液的可能,行头颅CT或MRI检查可帮助诊断,小婴儿硬膜下积液穿刺检查可明确诊断。

(2) 脑室管膜炎:多见于婴幼儿诊断治疗不及时的革兰阴性杆菌脑膜炎。表现为发热持续不退、频繁惊厥,甚至出现呼吸衰竭,脑脊液难以恢复正常。行头颅CT或MRI检查可帮助诊断,侧脑室穿刺检查可明确诊断。

(3) 脑积水:前囟扩大饱满、头围进行性增大、颅缝分离、头皮静脉曲张等,严重时可出现落日眼,神经精神症状进行性加重。

(4) 抗利尿激素异常分泌综合征:可表现为脑性低钠血症和血浆渗透压降低,加重脑水肿、惊厥发作和意识障碍。

其他症状可出现失明、耳聋、继发性癫痫、瘫痪和智力低下等。

五、实验室与影像学检查

1. 外周血常规检查 白细胞计数明显增高,分类以中性粒细胞为主,C反应蛋白、降钙素原升高。重症患儿特别是新生儿化脓性脑膜炎可见白细胞计数减少。

2. 脑脊液检查

(1) 常规、生化:有典型化脓性脑膜炎脑脊液特点,压力增高,外观混浊,白细胞计数明显增多,多在$(500\sim1\,000)\times10^6/L$以上,分类以中性粒细胞为主;糖含量明显降低,蛋白质含量增高。

(2)病原学:沉渣涂片找细菌是早期明确化脓性脑膜炎致病菌的重要方法;脑脊液培养是明确病原菌最可靠的方法,尽可能在抗生素使用前采集脑脊液有利于提高培养的阳性率;利用免疫学方法检查患儿脑脊液、血等标本中的细菌抗原,是快速确定致病菌的特异性方法,受抗生素治疗影响也较小。

婴幼儿和不规则治疗者脑脊液改变可不典型,病原学检查阴性可能性大。

3. 其他检查

(1)血培养:早期未用抗生素的血培养阳性率高。

(2)皮肤瘀点涂片:是流行性脑脊髓膜炎重要的病原诊断方法之一。

(3)局部病灶分泌物培养:分离出致病菌对确定病原具有参考价值。

4. 影像学　出现异常定位体征、治疗效果不佳、头围增大或有显著颅高压等情况,应尽早进行颅脑 CT 或 MRI 检查。

5. 常规行听力检查

六、诊断与鉴别诊断

1. 诊断　早期诊断、及时治疗是决定化脓性脑膜炎预后的重要因素。根据临床症状、体征和脑脊液化脓性改变,典型的化脓性脑膜炎诊断不难。急性起病出现发热、颅内压增高、急性脑功能障碍、脑膜刺激征表现时,应考虑化脓性脑膜炎诊断,脑脊液常规、生化检查符合化脓性脑膜炎改变者可明确,脑脊液和血培养阳性可进一步明确病原菌;如病情早期脑脊液检查无明显异常但临床仍高度怀疑化脓性脑膜炎者可复查脑脊液。

腰椎穿刺对大部分化脓性脑膜炎患儿是安全的,但有如下情况者应禁忌或暂缓腰椎穿刺检查:颅内压明显增高、出血倾向、穿刺部位皮肤软组织感染、严重心肺功能不全及休克需要紧急抢救。

2. 鉴别诊断

(1)病毒性脑膜炎:一般全身中毒症状较轻,脑脊液外观清亮,细胞数正常或数百个,以淋巴细胞为主,蛋白质正常或轻度升高,糖含量正常,病毒学检测可明确病原。

(2)结核性脑膜炎:易与经过不规则治疗的化脓性脑膜炎混淆,多亚急性起病(婴幼儿可急性起病),常有与结核患者接触史或肺部等其他部位的结核病灶。脑脊液外观呈磨玻璃状,白细胞计数轻度升高,以淋巴细胞为主,蛋白质较高,糖和氯化物含量降低,腺苷脱氨酶升高,抗酸染色找到分枝杆菌可确诊,结核菌培养、T-SPOT 阳性有利于诊断。

(3)真菌性脑膜炎:起病较慢,以进行性颅内压增高而致剧烈头痛为主要表现,脑脊液改变与结核性脑膜炎相似,墨汁染色、乳胶凝集及真菌培养阳性可以确诊。

七、治疗与处理

1. 抗生素治疗

（1）用药原则：早期、足量、静脉给予抗生素治疗。所选药物应为杀菌剂，具有良好的血脑屏障通透性，疗程适当，注意联合用药时药物之间的相互作用。

（2）药物选择

1）病原未明时：根据季节及患儿年龄估计可能的病原菌，尽可能选择敏感的抗生素，可选择抗菌谱广、血脑屏障通透性好的第 3 代头孢菌素，如头孢曲松或头孢噻肟。＞1 月龄的患儿首选万古霉素＋第 3 代头孢菌素，待病原菌明确后再根据不同病原菌和药物敏感试验结果酌情调整抗生素。

2）已知病原菌：应参照细菌药物敏感试验结果选用抗生素（表 18 - 1）。

表 18 - 1 化脓性脑膜炎的抗生素选择与疗程

病原菌	推荐抗生素	疗程
流感嗜血杆菌	氨苄西林、头孢曲松、氯霉素	2～3 周
肺炎链球菌	青霉素、头孢噻肟、头孢曲松、美罗培南、万古霉素	2～3 周
脑膜炎双球菌	青霉素、磺胺嘧啶、氯霉素、头孢曲松	7～10 天
大肠杆菌	头孢曲松、阿米卡星、美罗培南	3～4 周
金黄色葡萄球菌	头孢噻肟、万古霉素、利福平	3～4 周

在治疗过程中对于常见致病菌引起的无并发症的化脓性脑膜炎无需反复复查脑脊液，仅需在临床症状消失、接近疗程结束时复查以指导下一步治疗。疗程已足、临床症状消失、热退 1 周以上，脑脊液完全恢复正常后可停药，反之则需继续治疗。

鞘内注射抗生素的疗法在临床上应用越来越少，只有难治性病例方可考虑。

2. 肾上腺皮质激素

可以降低炎症反应、减轻脑水肿和颅内炎症粘连等。通常使用地塞米松，0.6 mg/(kg·d)，分次短期静脉应用。

3. 对症和支持疗法

（1）降颅压、退热、止惊等对症治疗：20%甘露醇、甘油果糖用于减轻脑水肿、降低颅内压。

（2）注意热量和液体的供应，注意水、电解质、酸碱平衡等，对于新生儿或免疫功能低下的患儿，可给予血浆或丙种球蛋白等支持治疗。

（3）对急性期患儿严密观察病情变化，注意意识状况及各项生命体征。

4. 并发症治疗

（1）硬膜下积液：少量硬膜下积液不需要处理，积液较多出现明显颅内压增高或局部刺激症状时，应进行穿刺放液。

（2）脑室管膜炎：除静脉采用敏感抗生素外，还可向侧脑室插入导管，每日或隔日注入有效抗生素，至脑脊液培养阴性和常规化验接近正常。

（3）脑积水：密切观察患儿的症状和体征，随访头颅影像学检查，必要时外科手术治疗。

（4）脑性低钠血症：适当限制液体入量，根据血钠水平酌情补充钠盐。

八、转诊指征及原则

（1）体温持续不退、频繁惊厥、意识障碍或生命体征不稳定者。

（2）通过内科治疗无效的并发症需外科干预者。

九、宣教与随访

（1）如出院时外周血或脑脊液常规、生化尚未恢复至正常，2周后门诊随访复查至正常。

（2）存在并发症者，3个月后随访头颅影像学观察并发症进展情况。

（3）普及卫生知识，改善生活环境，提高人体免疫力。

（张林妹　周水珍）

19

单纯性肥胖

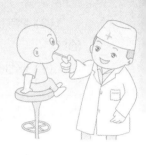

一、概述

肥胖是指人体摄入的能量大于消耗,多余的热量以脂肪形式在体内储存起来,导致脂肪在体内积聚过多,体重超常而产生的慢性疾病。95％以上的肥胖患儿并无明显的基础疾病,称之为单纯性肥胖。肥胖可产生一系列代谢综合征,如高胰岛素血症、高脂血症、糖耐量异常、糖尿病、高血压、冠心病等,而青少年还因为脂肪肝的存在、激素灭活功能的异常,可导致生长发育异常。

在过去的数十年间,全世界肥胖的发病率一直在稳步增长中,但与以往不同的是近年来肥胖的发生越来越倾向于低龄化。肥胖发病的低龄化趋势不仅在发达国家如此,在第三世界发展中国家也是如此。肥胖出现得越早,特别是 4 岁以下出现肥胖,则肥胖程度往往越明显。因此肥胖已成为 21 世纪严重的健康及社会问题。

二、发病机制

肥胖的病因复杂多样,是遗传易感性和环境因素综合作用的结果,常见的相关因素如下。

1. 遗传因素　遗传因素在肥胖的早期发展中起十分重要的作用,已经有不少的研究显示肥胖家族史是肥胖发生的重要因素之一。父母一方肥胖其子女约有 40％肥胖;如果父母双方均肥胖,其子女有 70％～80％的概率出现肥胖。此外,目前发现有超过 600 种基因、染色体上的区域异常与肥胖的产生有关,但其有一定的种族特异性。

2. 饮食因素　是肥胖产生的主要环境因素。除了热量摄入过多与肥胖的产生有关外,人体合成代谢或能量利用率高在某些肥胖个体的形成中也起一定的作用。食物的成分,特别是高脂饮食与肥胖的产生关系十分密切。此外,人工喂养较母乳喂养者更易肥胖。

3. 行为因素　流行病学调查表明,在肥胖相关因素中,高脂肪、高热量的食物摄入增多以及运动减少、久坐等行为因素最为重要。随着交通工具的发达、工作的机械化、家务量减轻等,使得运动及热量消耗减少。而肥胖导致日常的活动更加缓慢、慵懒,再次减低热量的消耗,导致恶性循环,助长肥胖的发生。

4. 出生体重　出生前营养过度会导致儿童出生后肥胖。研究显示,后天肥胖发生率随出生体重增加而增加。

5. 孕期吸烟　孕期暴露于吸烟环境使胎儿的生长受到限制,导致出生后对食物及能量需求增高,进而引起肥胖。

6. 社会因素　一般认为,单纯性肥胖的发生与经济、文化和种族均有不同程度的关系,肥胖的发生可受地域经济和文化的影响。通常父母的社会经济地位、文化水平越低,其子女肥胖的发生率越高。

7. 精神因素　精神因素常影响食欲。当精神过度紧张而交感神经兴奋或肾上腺素能神经受刺激时,食欲受抑制;当迷走神经兴奋而胰岛素分泌增多时,食欲常亢进。

三、病理生理

1. 脂肪组织及细胞的改变　肥胖时,脂肪细胞明显肥大,皮下脂肪细胞长达 $127\sim134\ \mu m$,增大 $50\%\sim100\%$,每一脂肪细胞含脂量 $0.91\sim1.36\ \mu g$。当肥胖发生和发展很快时,一般仅见脂肪细胞肥大;当缓慢或长期持续肥胖时,脂肪细胞不仅肥大,而且数量也增多。随着脂肪组织中巨噬细胞和其他免疫细胞的增加,促炎症因子分泌增多,可促进肥胖儿童的胰岛素抵抗。

2. 其他组织结构的改变　肥胖时,脂肪组织围绕肾脏可能导致高血压。肥胖常伴有咽部软组织的增加,可在睡眠期间阻塞气道并且导致阻塞性睡眠呼吸暂停。过度肥胖可增加关节的机械负荷,使肥胖成为骨关节炎发展的危险因素。腹内压增加可能导致胃食管反流病、Barrett's 食管和食管腺癌的发病风险增加。过度肥胖时,肝细胞中的脂质体增大变性,形成大空泡,伴随一系列病理状态,包括非酒精性脂肪性肝病、脂肪性肝炎和肝硬化。

3. 其他物质　在肥胖患者中,血浆游离脂肪酸水平通常较高。在一些非脂肪组织中过量脂质中间体(如神经酰胺)的积累可导致脂毒性,引起细胞功能障碍和细胞凋亡。

四、临床表现

儿童单纯性肥胖的临床表现除均匀性肥胖、体重增加外,还包括多系统的损害。

1. 代谢综合征　是肥胖最常见的临床表现,包括肥胖、胰岛素抵抗、高血压和其他代谢异常。在重度肥胖的儿童中,代谢综合征的发生率约为 50%。

2. 心血管系统疾病　肥胖儿童高血压的危险性是非肥胖儿童的 3 倍,肥胖合并高血压者常伴左心室肥大。

3. 呼吸系统疾病　阻塞性睡眠呼吸暂停综合征(obstructive sleep apnea syndrome, OSAS)是肥胖儿童常见的呼吸道表现,其特征是睡眠时上呼吸道部分或完全性阻塞,肥胖儿童扁桃体和增殖腺切除术后容易出现持续性 OSAS。

4. 胃肠道疾病　其特征是肝内过量的脂肪沉积。脂肪肝临床常无症状,通常表现为轻中度转氨酶增高,预后一般较好,但也可发展成非酒精性肝硬化和肝功能衰竭。

5. 妇科疾病　肥胖儿童可出现肾上腺皮质功能早现、雄激素合成增加,伴发多囊卵巢综合征(polycystic ovarian syndrome,PCOS)。肾上腺皮质功能早现可导致一过性生长和骨成熟加速。PCOS 患儿可表现为月经不调、痤疮、多毛和黑棘皮病。

6. 肌肉和骨骼系统疾病　股骨头骨骺脱位(slipped capital femoral epiphysis,SCFE)容易发生于男孩和超重、肥胖的患儿中,常见的症状是髋关节或膝盖疼痛。早发性肥胖容易出现 SCFE。此外,还可出现退行性关节炎、胫骨内翻。肥胖患儿骨密度通常增加,但容易发生骨折。

7. 神经系统疾病　特发性颅内高压(假脑瘤)在肥胖儿童中的发病率增加。可表现为头痛、呕吐等症状。

五、实验室检查

(1) 常规检查:包括空腹肝功能、血糖、血脂(包括游离脂肪酸)、胰岛素、血游离皮质醇。

(2) 怀疑糖代谢异常者需行口服糖耐量试验。

(3) B 超检查肝、肾上腺和卵巢。

(4) 怀疑头颅占位者,需行垂体、下丘脑增强 CT 或 MRI 检查;怀疑肾上腺占位者可行肾上腺薄层增强 CT 检查。

(5) 怀疑皮质醇增多者需测皮质醇分泌节律、24 小时尿游离皮质醇,行地塞米松抑制试验。

(6) 必要时行性激素和甲状腺激素检测。

六、诊断与鉴别诊断

以往肥胖的定义主要参考体重超过平均体重的程度,由于忽视了身高的因素,体重与体脂含量、肥胖并发症的关联性并不十分密切。近年来,国际上已倾向于统一采用体重指数(body mass index,BMI)作为衡量肥胖程度的指标。目前国际上公认的肥胖诊断标准为:2~18 岁儿童 BMI 达到或超过同年龄、同性别儿童 BMI 的第 95 百分位数以上,而 BMI 在第 85~95 百分位数之间为超重。对于年龄<2 岁的婴幼儿,不建议考虑肥胖的诊断,也不采用 BMI 评估肥胖程度,而采用身高比体重进行评价。

单纯性肥胖须与以下疾病鉴别。

1. 皮质醇增多症　源于垂体疾病者称为库欣病,源于肾上腺疾病者称为库欣综合征。儿童常见病因为长期应用糖皮质激素、肾上腺皮质增生、肾上腺皮质肿瘤(腺瘤或癌)、异源性促肾上腺皮质激素分泌增多等。临床以向心性肥胖、满月脸、水牛背、高血压等为特征性表现。可通过皮质醇水平、地塞米松抑制试验及 CT 和 MRI 检查辅助诊断。

2. 肥胖生殖无能综合征(Frohlich 综合征)　是由下丘脑、垂体及其周围病变引起神经内分泌功能紊乱所致。临床以肥胖、性发育障碍为主要表现。

3. 甲状腺功能减低症　患儿有表情呆滞、食欲不佳、便秘、皮肤苍白、粗糙、身材矮小等临床特征,血清三碘甲状腺原氨酸(T_3)、甲状腺素(T_4)降低,促甲状腺激素(TSH)升高。

4. 劳-穆-比综合征(Laurence-Moom-Biedl Syndrome)　患儿表现为视网膜色素变性合并肥胖、生殖器发育不全、智力低下及多指(趾)畸形等症状。

5. 贝-韦综合征(Prader-Willi Syndrome)　发病与父系 15q11－q13 染色体表达缺失有关。临床表现为肌张力低下、肥胖、智力低下和性发育不良等。

6. 多囊卵巢综合征(polycystic ovarian syndrome, PCOS)　患儿表现为肥胖、多毛、痤疮、月经失调或闭经,毛发分布有男性化倾向,双侧卵巢增大,血浆促黄体生成素(LH)水平增高,卵泡刺激素(FSH)水平较低,LH/FSH 比值＞3,可通过 B 超、CT、腹腔镜等检查确诊。

7. 胰岛素瘤　临床表现为反复发作空腹低血糖,可具 Whipple 三联征特点(自发性周期性发作低血糖症状、昏迷及精神神经症状;发作时血糖＜2.8 mmol/L;口服或静脉注射葡萄糖后,症状可立即消失)。久病者伴不同程度的精神神经系统损害,如智力低下、癫痫等。B 超、CT 和 MRI 检查对较大肿瘤的定位有价值,75％的胰岛素瘤体积较小,因此确诊率不高。PET 检查诊断率较高。

七、治疗与处理

1. 治疗的目标　年龄＜7 岁儿童无并发症时,体重控制的目标是保持目前体重;如果体重超过第 95 百分位数且有并发症者,则减重有助于减少并发症。年龄≥7 岁儿童如果体重指数在第 85～95 百分位数且无并发症,体重控制目标是保持体重不变;如有并发症则建议减轻体重;体重超过第 95 百分位数建议减轻体重。减重的过程宜缓慢,每月体重减轻 0.45kg 即可。如果有良性颅内高压、阻塞性睡眠呼吸暂停综合征(OSAS)、糖尿病、高血压等并发症,宜较快速度减重。

2. 饮食控制　饮食控制应考虑儿童生长发育的需求。目前,多数营养学专家推荐食物热量轻度减少、营养均衡的饮食,饮食干预的目标是减少高脂、单糖、含糖饮料等食物的摄入,增加低热量、高纤维食物(如水果、蔬菜、谷物)的摄入。但目前长期低碳水化合物、高蛋白饮食对儿童减重的效果尚不明确。此外,还须改变不良饮食习惯,不边看电视边吃东西,细嚼慢咽。

3. 运动　肥胖行为干预的措施是增加运动、减少静坐的生活方式。各种有氧锻炼,如步行、慢跑、有氧操、跳舞、骑自行车、游泳、爬楼梯等均有助于改善肥胖。应养成习惯,长期规律坚持,运动量宜从小开始,循序渐进,避免大强度的运动,如跳绳等,以减少关节损伤,待身体可以耐受时可适当延长运动时间和增加运动强度。

4. 药物治疗　美国 FDA 曾批准脂肪酶抑制剂奥利司他可用于年龄＞12 岁儿童肥胖的治疗,西布曲明可用于年龄＞16 岁青少年肥胖的治疗,但在成年人群中的治疗表明存在较大的不良反应,故上述药物目前已不建议使用。如存在胰岛素抵抗等代谢综合征可试用二甲双胍。

5. 手术　BMI＞40 可采用外科手术治疗,儿童常用胃转流术和胃束带术等。外科手术减肥的早期并发症主要有肺栓塞、伤口感染、脱水和溃疡;后期并发症主要是小肠梗阻、切口疝和微量元素缺乏等,约 15% 的手术病例体重会重新增加。

八、宣教与随访

(1) 儿童单纯性肥胖的预防及治疗是一个综合的长期过程,切勿操之过急。这个过程需要家长共同参与,家长自觉接受相关知识的教育并付诸实践,有助于儿童肥胖的早期发现、早期干预。

(2) 肥胖的预防需从胎儿期开始,避免孕期营养过度、肥胖和吸烟等有害因素,出生后合理饮食、规律活动是预防的关键。鼓励母乳喂养,出生后 3 个月内避免固体食物喂养。养成良好的饮食习惯,饮食均衡,三餐规律,适当降低膳食热量,补充各种维生素,用餐时应专心并充分咀嚼。建立健康的生活方式,合理运动,充足的睡眠,调节心理压力,保持稳定情绪。

(3) 由于单纯性肥胖须与多种疾病相鉴别,因此当患儿体重明显或快速增加,合并高血压、外生殖器异常、智力低下、黑棘皮病等代谢或其他系统异常表现时,应至内分泌专科就诊,完善相关检查,明确诊断,并给予恰当的治疗。随访周期视肥胖程度及有无合并症而定,通常每 1～3 个月需要进行定期随访。

（程若倩　罗飞宏）

20

变应性鼻炎

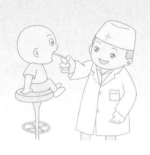

一、概述

变应性鼻炎又称过敏性鼻炎,是指特应性个体接触变应原后,主要由 IgE 介导的鼻黏膜非感染性炎性疾病。变应性鼻炎是一个全球性健康问题,是儿童时期"过敏进程"的一部分,在学龄期最常见。

二、发病机制

变应性鼻炎是一种由基因与环境相互作用而诱发的多因素疾病,其发生的必要条件有 3 个:①特异性抗原,即引起机体免疫反应的物质;②特应性个体,即过敏体质;③特异性抗原与特应性个体相遇。变应性鼻炎发病机制复杂,有多种炎症细胞、结构细胞、细胞因子及黏附分子参加,神经源性炎症的作用也非常重要。

三、病理生理

变应性鼻炎的病理生理过程分为速发相反应和迟发相反应,前者出现于接触变应原后数分钟内,约 50％患者在速发相反应后 3~12 小时有迟发相反应。

1. 机体致敏 机体接触少量变应原后产生特异性 IgE,IgE 结合到肥大细胞和嗜碱性粒细胞表面,机体致敏完成。

2. 速发相反应(Ⅰ型超敏反应) 当机体再次接触相同的致敏原后,与 IgE 桥联,释放组胺、前列腺素、缓激肽、白三烯、多种白细胞介素和肿瘤坏死因子,作用于鼻黏膜的神经、腺体及毛细血管,引起喷嚏、流涕、鼻痒等症状。

3. 迟发相反应 在速发相反应后 3~12 小时往往出现以鼻塞为主的症状。速发相炎症介质诱导血管内皮细胞表达黏附分子,促使嗜酸性粒细胞、嗜碱性粒细胞等黏附于血管壁,再通过白细胞介素等的趋化作用,浸润至鼻黏膜,释放炎症介质,引起毛细血管扩张、通透性增加、腺体分泌增加,产生鼻塞症状。

4. 神经源性炎症 变应原可引起鼻黏膜中感受伤害刺激的痛觉纤维合成释放 P 物质等神经肽,通过神经反射引起喷嚏、流涕、鼻痒等症状。此外,组胺作用于感受伤害刺激的痛觉纤维,再经副交感反射释放乙酰胆碱,也可以引起腺体分泌增加。

5. 其他 变应性鼻炎鼻气流中一氧化氮显著增加,可能促进血管扩张、腺体分泌并起到免疫调节作用。

四、临床表现

变应性鼻炎的典型症状主要是阵发性喷嚏、清水样鼻涕、鼻痒和鼻塞,部分伴有眼痒、流泪和嗅觉减退。

1. 喷嚏 每天数次阵发性发作,每次 3 个以上,多在晨起或者夜晚,或接触过敏源后立刻发作。

2. 清涕 有大量清水样鼻涕,有时可不自觉从鼻孔滴下。

3. 鼻痒 大多数患者鼻内发痒,花粉症患者可伴眼痒、耳痒和咽痒。

4. 鼻塞 间歇或持续,单侧或双侧,轻重程度不一。

五、实验室检查

1. 皮肤点刺试验 使用标准化变应原试剂,在前臂掌侧皮肤点刺,20 分钟后观察结果。每次试验均应进行阳性和阴性对照,阳性对照采用组胺,阴性对照采用变应原溶媒,按相应的标准化变应原试剂说明书判定结果。皮肤点刺试验应在停用抗组胺药物至少7 天后进行。

2. 血清特异性 IgE 检测 采静脉血做免疫学检测,不受药物及皮肤状态的影响。确诊变应性鼻炎的过敏原,需要根据临床表现、病史、皮肤点刺试验、血清特异性 IgE 检测结果综合考虑。

六、诊断与鉴别诊断

1. 诊断 临床上根据病史(变应原接触史、过敏家族史、发作时间)、临床症状(喷嚏、清涕、鼻塞、鼻痒等症状出现 2 项或以上,每天症状持续或累计在 1 小时以上)、体征(鼻黏膜苍白、水肿、鼻腔水样分泌物)及辅助检查[变应原皮肤点刺试验阳性和(或)血清特异性 IgE 阳性],对变应性鼻炎做出诊断。

2. 鉴别诊断

(1)急性鼻炎:由病毒或细菌性上呼吸道感染引起,临床表现与普通感冒相同,病程短,一般 7～10 天。

(2)血管运动性鼻炎:又称特发性鼻炎,与副交感神经功能亢进有关,由各种非特异性刺激(温度、相对湿度的变化、强烈气味等)诱发,临床表现与变应性鼻炎相似,但往往以一种症状为主,变应原检测均为阴性。

（3）非变应性嗜酸性粒细胞增多性鼻炎:临床表现与变应性鼻炎相似,鼻分泌物中有大量嗜酸性粒细胞,变应原检测均为阴性。

七、治疗与处理

1. 避免接触变应原　确定变应原后尽量避免或减少接触是治疗的第一步。尽量减少室内的尘螨数量,维持居住空间相对湿度 50%～60%,注意室内通风,经常清扫地毯、清洗床上用品、窗帘等,使用有滤网的空气净化机、吸尘器等。

2. 药物治疗　第 2 代抗组胺药和鼻内糖皮质激素是一线治疗药物,但应特别注意各种药物的适用年龄、剂量及不良反应。

（1）第 2 代抗组胺药:可口服或鼻内给药,能有效缓解鼻痒、喷嚏和流涕等症状,适用于轻度间歇性和轻度持续性变应性鼻炎,与鼻用糖皮质激素联合治疗中重度变应性鼻炎。

（2）鼻用糖皮质激素:是目前治疗变应性鼻炎最有效的药物,局部应用全身生物利用度低,抑制下丘脑-垂体-肾上腺轴的危险性很小,很少发生不良反应,但儿童应用仍需注意使用时间和适用年龄。

（3）抗白三烯药:常用的为白三烯受体拮抗剂,可单用或与 H_1 抗组胺药联合应用,是治疗变应性鼻炎合并哮喘的重要药物。

（4）色酮类药:对缓解鼻部和眼部症状有一定效果,对儿童安全性佳,但起效慢、持续时间短,属变应性鼻炎治疗的二线药物。

（5）鼻内减充血剂:对鼻充血引起的鼻塞有缓解作用,但有导致药物性鼻炎的风险,应严格掌握适应证,且疗程应控制在 7 天以内。

（6）鼻内抗胆碱能药物:可有效抑制流涕症状,多与抗组胺药或鼻内糖皮质激素联合用药。

3. 免疫治疗　特异性免疫治疗是一种改变变应性疾病自然进程的对因疗法,可作为避免接触变应原的补充措施,常用皮下注射、舌下含服两种给药方法。目前,国内的免疫治疗主要针对屋尘螨进行。疗程分为剂量累加阶段和剂量维持阶段,总疗程不少于 2年。免疫治疗可能出现局部和全身不良反应,必须在有相关资质的专科医师指导下进行。

（1）适应证:最好用于变应性鼻炎的早期治疗及常规药物治疗无效的变应性鼻炎患者。

（2）禁忌证:①哮喘发作期;②患者正使用 β 受体阻断剂;③合并其他免疫性疾病;④妊娠期妇女;⑤患者无法理解治疗的风险性和局限性。

4. 外科治疗　经药物或免疫治疗症状无改善,影响生活质量;鼻腔有明显的解剖学变异,伴有功能障碍;合并慢性鼻-鼻窦炎、鼻息肉,药物治疗无效,需采用手术治疗。外科治疗对变应性疾病本身并没有意义,不作为常规治疗方法,尤其是儿童必须严格把握适应证。

5. 其他　生理盐水鼻腔冲洗对于减少过敏原对鼻黏膜的刺激有一定效果。某些中药对缓解症状也有一定疗效。

八、转诊指征及原则

（1）正规药物治疗1个月，症状无明显改善，影响患儿日常生活质量。

（2）长期鼻炎合并咳嗽或哮喘，需要全面检查或上、下气道联合治疗。

（3）体检发现患儿鼻腔有明显的解剖学异常、鼻腔占位。

九、宣教与随访

（1）减少接触变应原，保持室内清洁、空气清新，尽量不放非生活用品如地毯、壁毯、花草等；避免接触异味物品，如新油漆的家具、杀虫剂、消毒剂、烟草等。打扫时避免尘土飞扬，保持适宜的空气温度（18～20℃）和相对湿度（50％～60％）。对皮毛过敏者不要饲养宠物等。

（2）加强体育锻炼，规律生活，保持良好的精神状态，增强抗病能力。

（3）饮食均衡，避免过食生冷、油炸食物，对过敏的食物应避免食入。

（4）变应性鼻炎目前虽不能彻底根治，但是通过长期、正规的综合治疗，是可以得到良好控制的。所以一旦出现症状，建议尽早就医，必须在医师的指导下正规治疗。

（张云飞　许政敏）

21

幼 儿 急 疹

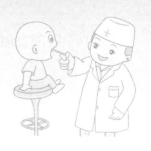

一、概述

幼儿急疹（exanthema subitum，ES），又称婴儿玫瑰疹（roseola infantum），是婴幼儿常见的一种以高热、皮疹为特点的急性出疹性疾病。其特点是在发热 3～5 天后体温突然下降，出现玫瑰色的斑丘疹，故称"热退疹出"。6 月龄至 2 岁婴幼儿是其主要的患者群，主要通过呼吸道飞沫传播。全年散发，夏秋季多见。

二、病因

引起该病的病原体主要是人疱疹病毒 6 型（human herpes virus 6，HHV‐6）。人疱疹病毒 7 型（human herpes virus 7，HHV‐7）感染也可引起 ES，但是远较 HHV‐6 少见。HHV‐6 和 HHV‐7 属于疱疹病毒 β 亚科，为双链 DNA 病毒。此外，某些肠道病毒（如柯萨奇病毒 A 和 B、埃可病毒）、腺病毒和副流感病毒 1 感染后也会引起 ES，但是传统意义上 ES 指的是 HHV‐6 和 HHV‐7 感染。绝大多数儿童在 4 岁前感染过 HHV‐6。

三、病理生理与发病机制

患儿和成人无症状感染者为主要的传染源。含有病毒的呼吸道飞沫被患儿吸入后，病毒可以通过口咽部上皮细胞侵入血液形成病毒血症，在机体的单核‐巨噬细胞系统内增殖，进而引起机体免疫反应及一系列临床表现。病毒对于淋巴细胞具有亲嗜性，在发热期时，可从患儿的外周血淋巴细胞、唾液，甚至脑脊液中分离到病毒。感染后病毒的基因组在宿主细胞内长期潜伏存在，核酸主要潜伏在外周血单核细胞、唾液腺、肾脏和支气管的腺体内，在机体免疫力下降时，病毒被激活，引起再次感染。

四、临床表现

1. 潜伏期　一般 7～17 天,平均 10 天。

2. 发热期　多无明显前驱症状而突然高热,体温可达 39～40℃以上,可持续 3～5 天。患儿除了食欲稍有减退外,多数没有明显的呼吸道和消化道伴随症状,而且热退后精神状态如常。但也有少数患儿会伴有恶心、呕吐、轻微咳嗽流涕、中耳炎等症状,且多见于 HHV－6 感染婴儿。极少数患儿会出现嗜睡、惊厥等。体格检查可发现咽部弥漫性充血,软腭和腭垂可见小的黏膜斑丘疹,和(或)伴有颈部及枕后淋巴结轻度肿大。部分患儿可有眼睑水肿,甚至前囟膨隆。

此期临床表现的特点是高热与轻度的临床症状和体征不相符。

3. 出疹期　发热持续 3～5 天后体温骤退,绝大多数患儿体温在 24 小时内降至正常。热退后 12～24 小时出现散在玫瑰色斑疹或斑丘疹,直径 2～5 mm 不等,压之褪色,很少融合。皮疹通常先发生于躯干,迅速波及面颈部,以后渐渐蔓延到四肢近端,无明显痒感,无水泡或脓疱。随后病情完全恢复,持续 2～3 天后,皮疹自行消退,无色素沉着或脱屑。部分患儿皮疹数小时内即可消退。部分患儿早期腭垂可出现红斑,无需特殊处理可自行消退。

4. 其他表现　HHV－6 原发感染患儿中,10％～15％表现为典型的 ES,其余患儿可表现为单纯发热、热性惊厥、病毒性脑炎、类单核细胞增多症等。HHV－7 原发感染常无明显症状,小部分患儿感染后表现为典型的 ES,因此极少数患儿会出现两次 ES。

5. 并发症　有报道称,部分 ES 患儿(尤其是 HHV6 感染所致)会出现如下并发症,但是均比较少见。

(1) 病毒性脑膜脑炎:患儿可出现嗜睡、呕吐,甚至惊厥,查体可见前囟膨隆、颈抵抗阳性。如果做腰椎穿刺会发现脑脊液呈病毒性脑膜炎改变,甚至脑电图检查会有脑炎的相应表现。

(2) 肝功能异常:部分 ES 患儿会出现肝脏的轻度肿大、转氨酶轻中度升高,但一般不会有黄疸,多数可自行恢复正常。

(3) 肺炎:疾病本身或合并其他病原感染可并发肺炎,表现为咳嗽明显、双肺听诊可及干、湿啰音,胸片检查提示肺炎。

(4) 血小板减少性紫癜:极少数 ES 患儿可出现皮肤出血点、血小板计数下降,但是预后良好。

五、实验室检查

1. 外周血常规　外周血常规显示白细胞计数正常或偏低,淋巴细胞为主,中性粒细胞计数较低,甚至出现粒细胞缺乏;偶可见血小板计数轻度降低;部分患儿外周血可见异常淋巴细胞,但是所占比例一般不超过 10％;C 反应蛋白多为正常。

2. 血液生化检查　合并肝功能异常者会出现肝脏转氨酶的轻中度升高,部分患儿会有肌酶的轻微升高。

3. 其他检查　遇有发热惊厥患儿或呕吐明显伴前囟隆起患儿,需结合病情做腰椎穿刺检查。若合并脑膜脑炎,则脑脊液检测呈病毒性脑炎改变;若合并脑炎,则脑电图检查会有相应改变。

4. 病原学检查　在发病3天内取外周血淋巴细胞或唾液可分离到HHV-6,检测到病毒抗原或病毒核酸;在急性期血清可检测到HHV-6特异性IgM。确定原发感染需要同时检测到血HHV-6病毒抗原或核酸以及血清抗体转化。

六、诊断与鉴别诊断

1. 诊断　本病在发热期诊断比较困难,但是典型的热退疹出表现,结合患儿年龄及其他临床表现就很容易确立临床诊断。6月龄以上婴幼儿骤起高热,发热持续3～5天后体温下降并出现全身斑丘疹,无特征性出疹顺序,枕后淋巴结明显肿大,临床可确诊。病原学和血清抗体通常无需检测。不典型病例需依赖病毒分离或核酸检测,或者双份血清特异性抗体效价升高4倍以上也可确立诊断。

2. 鉴别诊断

(1) 麻疹:麻疹是由麻疹病毒感染所致的发热出疹性疾病,多见于未接种麻疹疫苗的婴幼儿。其临床特点是发热3～4天后出皮疹,且出疹后热更高,出疹顺序自上而下,3～5天出齐,伴随有明显的咳嗽、流涕等呼吸道卡他症状。查体皮疹形态与ES相似,但是口腔可见典型的柯氏斑,而且疹退后出现糠麸样脱屑并留有色素沉着。

(2) 风疹:风疹是由风疹病毒感染所致,一般发热半天至1天后出疹,1天内皮疹出齐,全身症状较轻,体温中等程度升高,无明显伴随症状。皮疹为细小的淡红色斑丘疹,疹退后无色素沉着及脱屑。

(3) 川崎病:川崎病是一种全身血管炎性疾病,临床也表现为发热伴疹出,但是并非热退疹出,皮疹形态多样,同时会出现球结膜充血、口唇干红皲裂、颈部单侧淋巴结肿大、杨梅舌、指(趾)端硬肿脱皮及肛周脱皮等表现,而且血常规白细胞计数与C反应蛋白明显升高,且以中性粒细胞为主。

(4) 药物疹:多见于服用青霉素、头孢菌素或解热镇痛药物后出现皮疹,多为鲜红色粗大斑丘疹,可以融合,伴有瘙痒,结合基础病及服药史可帮助鉴别。

(5) 猩红热:多见于学龄期和学龄前期儿童,系A组溶血性链球菌感染所致。发热1～2天出皮疹,出疹时热更高,伴有咽痛不适。皮疹为细小红色粟粒疹,疹间皮肤充血,持续3～5天皮疹消退并伴有脱屑或脱皮。查体可见杨梅舌及口周苍白圈等典型表现。外周血可见白细胞计数与C反应蛋白升高,中性粒细胞为主,咽拭子培养阳性可明确诊断。

(6) 手足口病:由肠道病毒感染所致,多在发热后或发热同时发现皮疹,皮疹表现为丘疱疹,多分布于手心足底,因有口腔溃疡而影响进食。以其特有的皮疹形态和分布特点很容易与 ES 相鉴别。

（7）水痘：该病可发生于任何年龄段儿童。多有水痘或带状疱疹患者接触史，伴或不伴发热，皮疹初为斑丘疹，渐变为薄壁水疱疹，最后为痂疹。皮疹瘙痒明显，且头面分布较四肢远端密集。根据接触史、皮疹形态与分布，易于鉴别。

七、治疗与处理

本病为自限性疾病，无需抗病毒治疗，治疗原则是对症支持治疗。

（1）适当休息，多饮水，给予易消化食物，及时更换汗湿衣物。

（2）勤量体温，发现患儿体温＞38℃时，予以减少衣物散热等物理降温措施并适当饮水；体温＞38.5℃时需要及时使用退热药物，尤其是对于有高热惊厥病史的患儿，可美林滴剂口服或退热栓塞肛进行退热。

（3）并发症治疗，如有肝功能损害，予以美能 2～4 mg/（kg·d）保肝治疗；如咳嗽明显，可给予止咳化痰药物口服；如怀疑脑膜脑炎，则建议转上级医院诊治。

八、转诊指征及原则

对于发热患儿，家庭内观察精神反应、咳嗽及体温和皮疹情况，一旦出现精神萎靡、咳嗽加重、呕吐、体温持续不降、惊厥、皮肤出血点等，建议到医院就诊。

九、宣教与随访管理

（1）在疾病流行季节，避免到人群集中场所。

（2）家中每天保持一定时间的开窗通风，保证空气流通。

（3）切忌给发热患儿添衣捂被出汗，以防体温过高引起高热惊厥。

（葛艳玲　曾　玫）

22

特应性皮炎

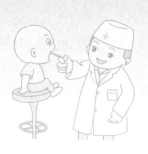

一、概述

特应性皮炎(atopic dermatitis，AD)是一种以皮肤干燥、剧烈瘙痒和湿疹样损害为主要特征的慢性、复发性、炎症性皮肤病，过去称异位性皮炎。本病好发于儿童，通常初发于婴儿期，1岁前发病者约占全部患者的50%，该病呈慢性经过，部分患者病情可迁延至成年。但也有成年发病者。患者有明显的特应性体质。"特应性体质"的含义是：①个人或家族成员有过敏性哮喘、过敏性鼻炎、过敏性结膜炎和(或)AD史；②对异种蛋白过敏，如对食物蛋白(肉、蛋、奶、坚果等)或吸入物(粉尘螨、屋尘螨等)过敏；③血清中IgE升高；④血液嗜酸性粒细胞增多。近20年来，我国的AD患病率逐步上升，2013年全国12个城市统计数据显示1～7岁儿童患病率达12.94%，城市显著高于农村，男女患病率无显著差异，随着年龄增长患病率逐渐下降。

二、发病机制

AD的确切发病机制尚不清楚，但目前研究表明本病与遗传和环境等因素关系密切。一般认为是在遗传因素导致皮肤屏障功能异常的基础上，由于变应原进入和微生物定植(如金黄色葡萄球菌和马拉色菌)，形成皮肤免疫异常反应和炎症，引发皮疹和瘙痒，而搔抓和过度洗涤等不良刺激又可进一步加重皮肤炎症。

1. 遗传因素　AD属于多基因疾病，遗传是构成其易感性的重要因素。父母亲等家族成员有过敏性疾病史(AD、过敏性哮喘、过敏性鼻炎、过敏性结膜炎等)者，患本病的概率显著增加。若父母双方有一人患AD，其子女AD的发生率是59%；若父母均患AD，其子女发生率可达81%。遗传因素主要影响皮肤屏障功能与免疫平衡。目前文献报道的可能致病基因有以下3类：①皮肤屏障相关基因，包括丝聚蛋白(*filaggrin*，FLG)基因、颗粒层蛋白相关基因、丝氨酸蛋白酶抑制剂*Kazal5*型(*SPINK5*)基因等；②固有免疫反应相关基因，包括*NOD*基因、*TLR*基因等；③特异性免疫反应相关基因，包括编码高亲和力IgE受体α链的*FcεR1A*基因等。FLG基因突变是已知最强的遗传危险因素。

2. 皮肤屏障功能　皮肤屏障功能的减弱或破坏如表皮中丝聚蛋白减少或缺失,表现为皮肤 pH 升高、经皮水分丢失增加、水含量下降及皮脂含量降低。皮肤屏障功能受损导致变应原易于入侵,诱导 AD 炎症反应的发生。

3. 免疫学异常　表现为朗格汉斯细胞和皮肤树突状细胞对变应原的呈递、以 Th2 为主的异常免疫反应、调节性 T 细胞功能障碍、IgE 过度产生和嗜酸性粒细胞升高、角质形成细胞产生细胞因子和炎症介质参与的炎症反应等。

4. 环境因素　居住环境中细菌和真菌的多样性对于过敏性疾病具有保护作用,但出生后 0～6 月龄婴儿受影响较强,6 月龄后影响较弱。居住环境空气污染与 AD 发病率高明显相关。

5. 感染　感染是 AD 的重要诱发因素,AD 患者防御皮肤感染的天然免疫成分如抗菌肽 LL‐37 和 β 防御素等存在缺陷,容易感染细菌、病毒及浅表真菌。

6. 变应原　吸入变应原包括尘螨、动物皮屑和花粉等,其中尘螨是最常见诱发因素。食物过敏(主要是牛奶、鸡蛋)可能是婴幼儿 AD 的诱因,但大多数患儿的症状会随着年龄的增加、免疫耐受的形成而逐渐减轻。

7. 非免疫学因素　精神紧张、焦虑、抑郁等往往能加重病情,神经‐内分泌因素异常参与了皮肤炎症的发生和发展。

三、病理生理

1. 炎症机制　急性期皮损处由 Th2 相关细胞因子如 IL‐4 和 IL‐13 和趋化因子如胸腺活化调节趋化因子(TARC)和嗜酸性粒细胞趋化因子控制。慢性期主要为 Th1 细胞产生 IFN‐γ 和 IL‐12。朗格汉斯细胞和肥大细胞通过表达高亲和力 IgE 受体(FcεRI)参与炎症反应,引起抗原呈递细胞和肥大细胞释放组胺、细胞因子等。抗菌肽被角质形成细胞移植。

2. 皮肤屏障功能障碍　AD 患者皮肤(特别是皮损处)神经酰胺和丝聚蛋白表达减少,是引发皮肤屏障功能障碍的主要原因,也是炎症相关的继发现象和引发 AD 的诱因。AD 伴有急性瘙痒是由于瘙痒阈值降低。组胺、P 物质和其受体对外周瘙痒发挥着重要作用。

四、临床表现

AD 是一种异质性疾病,其临床表现多种多样,最基本的特征是皮肤干燥、慢性湿疹样皮炎和剧烈瘙痒。其他有助于疾病诊断的特征性表现包括鱼鳞病、毛周角化、掌纹症、眼睑湿疹、手部湿疹、乳头湿疹、盘状湿疹、汗疱疹、唇炎、复发性结膜炎、眶下褶痕、眼周黑晕、苍白脸、颈前皱褶、鼻下和耳根皱褶处湿疹、皮肤白色划痕症、出汗时瘙痒、对羊毛过敏等。根据是否合并其他过敏性疾病,可将 AD 分为单纯型和混合型,前者仅表现为皮炎,后者还可合并过敏性哮喘、过敏性鼻炎和过敏性结膜炎等。AD 的皮疹类型多样,包括红斑、丘疹、水疱、渗出、脱屑和苔藓样变，且往往同时存在。根据不同年龄段的表现，分为婴儿期、儿童期和青年与成人期3个阶段。

1. 婴儿期(出生至2岁)　表现为婴儿湿疹，多分布于双侧面颊，额部和头皮，逐步发展至躯干和四肢伸侧，皮疹可干燥或渗出。

2. 儿童期(2～12岁)　多由婴儿期演变而来，也可不经过婴儿期而发生。多发生于肘窝、腘窝和胫前，以亚急性和慢性皮炎为主要表现，皮疹往往干燥肥厚，有明显的苔藓样变。

3. 青年与成人期(年龄＞12岁)　皮损与儿童期类似，也以亚急性和慢性皮炎为主。主要发生在肘窝、腘窝、胫前等部位，也可发生于躯干、四肢、面部、手背。大部分患者呈干燥、肥厚性皮炎损害，部分患者也可表现为痒疹样皮疹。

五、实验室检查

1. 血清总 IgE　部分患儿特别是重度 AD 患儿可有血清总 IgE 升高。单纯性 AD 可分为内源型和外源型。外源型患儿有血清总 IgE 水平升高、特异性 IgE 水平升高；内源型患儿上述变化不明显或缺如。

2. 外周血嗜酸性粒细胞　40％～60％患儿有外周血嗜酸性粒细胞升高，往往与基本的活动度相关，疾病活动期升高，经有效治疗可迅速恢复正常。单纯型 AD 患儿中外源型有外周血嗜酸性粒细胞升高，而内源型变化不明显或缺如。

3. 过敏原检查　包括特应性 IgE 检测、皮肤点刺试验和特应性斑贴试验。阴性结果因其高可信值(90％)通常可排除食物过敏，但阳性的可信值约40％，需要结合患者临床症状正确解读。目前，诊断食物过敏的"金标准"是双盲安慰剂对照食物激发试验，具有一定危险性，需要在医疗临床设施较好时才能进行。

4. 免疫状态指标　包括 T 细胞亚群、免疫球蛋白的检测等。部分严重病例可能存在细胞免疫和体液免疫的异常。

六、诊断与鉴别诊断

AD 的诊断应综合病史、临床表现、家族史和实验室检查各方面证据考虑。家族史的询问对于 AD 的诊断非常重要。

《中国 AD 诊疗指南》(2014 版)推荐使用 Williams 诊断标准。

主要标准：皮肤瘙痒。

次要标准：①屈侧皮炎湿疹史，包括肘窝、腘窝、胫前、颈部(年龄＜10 岁儿童包括颊部皮疹)；②哮喘或过敏性鼻炎史(或在年龄＜4 岁儿童的一级亲属中有特应性疾病病史)；③近年来全身皮肤干燥史；④有屈侧湿疹(年龄＜4 岁儿童面颊部/前额和四肢伸侧湿疹)；⑤2 岁前发病(适用于年龄＞4 岁患儿)。

确定诊断：主要标准加 3 条或 3 条以上次要标准。

AD 有典型临床表现者诊断并不困难,但临床上部分患儿表现不典型,应当仔细检查和问诊,勿轻易排除 AD 诊断,必要时进行长期随访。

AD 的鉴别诊断包括脂溢性皮炎、非特应性湿疹、单纯糠疹、鱼鳞病、疥疮、副银屑病、嗜酸性粒细胞增多性皮炎、皮肤 T 细胞淋巴瘤、Netherton 综合征、高 IgE 综合征、Wiskott-Aldrick 综合征、AD 样移植物抗宿主病等。

七、治疗与处理

AD 是慢性复发性疾病,治疗目的是缓解或消除临床症状,消除诱发和(或)加重因素,减少和预防复发,提高患儿的生活质量。

1. 基础治疗

(1) 沐浴:沐浴有助于清除和减少表皮污垢和微生物,每日沐浴 1 次。在炎热的季节应根据患儿出汗的情况增加沐浴次数,在寒冷干燥的季节可以隔日 1 次。沐浴水温 32～37℃,沐浴时间在 5～10 分钟。继发细菌感染时可盐浴,要仔细去除痂皮。沐浴时不要用力搓擦患儿皮肤。沐浴用的毛巾选用质地柔软细腻的纯棉制品,出浴后用毛巾轻拍吸干皮肤表面的水分,不要用力擦。对于婴幼儿洗浴用品的选择,尽量选择对无刺激和低致敏性清洁剂,可含抗菌成分。

(2) 润肤:外用润肤剂有助于恢复和保持皮肤屏障功能,减弱外源性不良因素的刺激,从而减少疾病的发作次数和严重度。润肤剂的使用频率为每日至少 2 次,沐浴后3～5 分钟内涂亲水性基质的润肤剂。润肤剂使用的量要足,以涂后皮肤表面摸上去光滑或略黏腻为度,皮肤干燥严重甚至出现皲裂的孩子需要加大使用量。

2. 外用药物治疗

(1) 糖皮质激素:局部外用糖皮质激素是 AD 的一线疗法。根据患者的年龄、皮损性质、皮损部位和病情程度选择不同剂型和强度的制剂,以快速有效控制炎症,减轻症状。儿童患者应尽量选用中弱效激素或用润肤剂适当稀释激素乳膏,初治时应选用强度足够的制剂每日 1～2 次,连续应用最短不少于 2 周,最长不超过 6 周,炎症控制后逐渐过渡到强度较弱的制剂或钙调神经磷酸酶抑制剂(＞2 岁)进行维持治疗,用药频率调整为每周 2～3 次,最长可维持疗程 16 周。肥厚性皮损可选用封包疗法,病情控制后停用封包。长期大面积使用糖皮质激素时应注意皮肤和系统的不良反应。

(2) 钙调神经磷酸酶抑制剂:钙调神经磷酸酶抑制剂对 T 细胞有选择性抑制作用,对 AD 有较好的疗效,无糖皮质激素的不良反应,可安全用于面颈部和皱褶部位,是 AD 的二线药物,适用于年龄＞2 岁儿童。这类药物包括他克莫司软膏(儿童使用 0.03％浓度)和 0.1％吡美莫司乳膏,多用于轻中度 AD。钙调神经磷酸酶抑制剂可与激素联合应用或序贯使用,适于长期使用维持治疗,每周使用 2～3 次以减少病情的复发。不良反应主要为局部烧灼和刺激感,可将药物冷藏后使用以减轻不适,随着用药次数的增多不适感会逐步消失。

(3) 外用抗微生物制剂:对于病情较重、有渗出性皮损的患者,外用抗细菌类药物有助于控制病情,用药宜1～2周,避免长期使用。如疑似或确诊有病毒感染,应外用抗病毒制剂。继发真菌感染加用抗真菌药物。

(4) 其他外用药:根据病情和皮损表现,可适当选用收敛剂、非甾体抗感染外用药等。

3. 系统治疗

(1) 抗组胺药和抗炎症介质药物:对于瘙痒明显或伴有睡眠障碍、荨麻疹、过敏性鼻炎等合并症的患者,可选用第1代或第2代抗组胺药。第1代抗组胺药可通过血脑屏障,有助于改善瘙痒和睡眠。抗组胺药的安全性高,但疗效的个体差异较大。

抗炎症介质药物包括白三烯受体拮抗剂、肥大细胞膜稳定剂、血栓素 A_2 抑制剂等。

(2) 系统抗感染药物:对于病情严重(特别是有渗出者)或已证实有继发细菌感染患儿,可短期系统给予抗感染药物,如红霉素类、头孢类。重症未控制的 AD、血清 IgE 水平升高和 AD 早期发病时发生病毒感染,发生疱疹性湿疹时应及时使用抗病毒药物,如阿昔洛韦、伐昔洛韦等。

(3) 糖皮质激素:原则上尽量不用或少用。对于病情严重、其他药物难以控制的患儿可反复评估后短期应用,病情好转后应及时减量,直至停药,对于较顽固病例,可将激素逐渐过渡到免疫抑制剂或紫外线疗法。应避免长期系统应用激素,以防止激素的不良反应,病情控制后减量勿过快,避免病情反跳。

(4) 免疫抑制剂:病情严重且常规疗法不易控制的患儿,可使用免疫抑制剂,必须注意适应证和禁忌证,密切监测不良反应。最多使用的是环孢素,起效快,一般治疗6～8周可使疾病严重程度减轻55%,但停药后病情易反复。用药期间应检测血压、肾功能、血药浓度,避免同时进行光疗。甲氨蝶呤和硫唑嘌呤也可应用。

(5) 其他:甘草酸制剂、钙剂、维生素 D_3 和益生菌可作为辅助治疗。生物制剂可用于病情严重且常规治疗无效的患儿。

4. 中医中药治疗
根据症状和体征,辨证施治,注意药物不良反应。

5. 紫外线疗法
主要用于治疗慢性、瘙痒性和肥厚性皮损,不能用于急性期。窄谱中波紫外线(NB-UVB)可用于儿童 AD 的辅助治疗。光疗后应注意润肤。年龄<6岁患儿禁止全身紫外线疗法。

八、转诊指征及原则

(1) 病情顽固,常规治疗效果不佳者。
(2) 病情严重,有渗出、继发感染、发热,尤其是出现卡波西水疱样疹者。
(3) 皮损表现为 AD,但有反复呼吸道感染或皮肤感染,怀疑免疫功能缺陷者。

九、宣教与随访管理

(1) 医师应向患者和家属解释本病的性质、临床特点、药物使用方法、可期望的疗效、可能的不良反应和注意事项,医患双方应建立长期和良好的关系,消除顾虑,提高治疗依从性,互相配合,定期随访,以获得尽可能好的疗效。

（2）适宜的环境温度(19～25℃)和相对湿度(40%～60%)，避免过热或过冷对皮肤的刺激。

（3）尽量减少生活环境中的变应原,保持生活环境清洁,减少与灰尘、真菌、螨虫、花粉、动物毛发和皮屑等吸入性变应原的接触。

（4）直接接触皮肤的衣物和床上用品宜选用纯棉制品,且要勤换洗。

（5）有明显渗出的皮损勿反复热水洗烫,应冷敷收敛。

（6）观察患儿进食后有无皮炎和瘙痒的加重,如出现与食物相关的过敏表现,应选择必要的食物限制,母乳喂养的情况下建议母亲也要回避相关食物。避免食物接触到皮肤,一旦接触后应及时擦干净,因为屏障功能受损的皮肤受到食物的刺激容易诱发过敏症状。

（7）过多、过强的紫外线会伤害皮肤,加重过敏症状。日晒的最佳时间为上午 9:00前和下午 15:00 以后,此时间段紫外线的辐射能量只有中午的 25%,日晒时间不宜超过半小时。

（8）湿疹发作期建议避免预防接种,待病情基本缓解后再行接种。

（9）应避免搔抓,因为搔抓会加重皮肤屏障功能受损和诱发继发感染,加重的炎症反应又会进一步诱发瘙痒,从而出现恶性循环。建议通过轻拍、冷敷和使用药物来控制瘙痒症状。

（宋　玮　王榴慧）

图书在版编目(CIP)数据

社区儿科常见疾病诊治指南/黄国英,黄陶承,王艺主编. —上海:
复旦大学出版社, 2019.5
ISBN 978-7-309-13972-3

Ⅰ.①社… Ⅱ.①黄…②黄…③王… Ⅲ.①小儿疾病-常见病-诊疗-指南
Ⅳ.①R72-62

中国版本图书馆 CIP 数据核字(2018)第 224075 号

社区儿科常见疾病诊治指南
黄国英 黄陶承 王 艺 主编
责任编辑/肖 芬

复旦大学出版社有限公司出版发行
上海市国权路 579 号 邮编:200433
网址:fupnet@ fudanpress.com http://www.fudanpress.com
门市零售:86-21-65642857 团体订购:86-21-65118853
外埠邮购:86-21-65109143
上海四维数字图文有限公司

开本 787 × 1092 1/16 印张 7.25 字数 150 千
2019 年 5 月第 1 版第 1 次印刷

ISBN 978-7-309-13972-3/R・1706
定价:40.00 元